协和医院护理专家：
月嫂培训手册

北京协和医院　　张晓静　李蕊　冯淑菊　主编

全国百佳图书出版单位
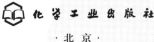
·北京·

图书在版编目（CIP）数据

协和医院护理专家：月嫂培训手册/张晓静，李蕊，冯淑菊主编．—北京：化学工业出版社，2018.5（2025.4重印）
ISBN 978-7-122-31800-8

Ⅰ.①协… Ⅱ.①张… ②李… ③冯… Ⅲ.①产褥期-护理-手册②新生儿-护理-手册 Ⅳ.①R714.6-62 ②R174-62

中国版本图书馆CIP数据核字（2018）第054783号

责任编辑：杨晓璐　高　霞　杨骏翼　　　装帧设计：关　飞
责任校对：宋　夏　　　　　　　　　　　　绘　　图：仇春英

出版发行：化学工业出版社（北京市东城区青年湖南街13号　邮政编码100011）
印　　装：中煤（北京）印务有限公司
880mm×1230mm　1/32　印张3¼　字数76千字
2025年4月北京第1版第16次印刷

购书咨询：010-64518888　　售后服务：010-64518899
网　　址：http://www.cip.com.cn
凡购买本书，如有缺损质量问题，本社销售中心负责调换。

定　价：29.80元　　　　　　　　　　　　版权所有　违者必究

前言

月嫂，是母婴护理师的俗称，主要从事产妇在月子期间的照护服务。近年来，随着我国二胎政策的出台，育儿服务市场更加蓬勃发展，对月嫂从业人员的需要越来越大，要求也越来越高。本书的初衷就是帮助更多本行业从业人员，提高服务技能，得到更好的发展。

在中国，对一个家庭来说，最重大的事情莫过于新生命的降生，一个婴儿会给家庭带来无尽的欢欣与希望。然而十月怀胎，一朝分娩，对于新手父母，抚育婴儿难免忙乱；而产妇刚面临生产，兼有产后身体不适，还要马上进入喂奶阶段，心情焦躁可想而知，对新妈妈的抚慰和支持就显得同样重要。面对这些工作要求，月嫂需要对孩子和产妇有爱心、耐心、责任心，也要有沟通技巧，更不可缺的是看护技术。看护技术不仅能够帮助客户家庭更好地照顾新生儿和产妇，也是月嫂的核心职业竞争力。

本书由临床一线医务人员编写，介绍了月嫂的工作职责和要求，在产妇日常护理方面着重介绍了产后生活护理、乳房护理、心理疏导、形体恢复、膳食管理、常见不适问题的处理等，帮助促进产妇产后顺利恢复；在新生儿护理方面，着重介绍了其喂养、睡眠、日常生活护理、身体照护、新生儿抚触、常见现象和疾病看护等基本内容，帮助新生儿健康成长。本书图文并茂、简明扼要、通俗易懂、重点突出，具有实用性和可操作性。力求能够为月嫂从业者提供指导和借鉴，更好地在月子里给产妇关怀照护，给予娇嫩的婴儿舒适照料，帮助产妇和其家庭平稳度过这一时期。并通过贴心的服务与客户建立和谐关系，提升客户满意度。

　　由于水平有限，本书如有疏漏和不妥之处，敬请广大读者批评指正！

目录

第一单元　月嫂的岗位概述　001

一、月嫂的工作内容 / 2
二、月嫂应具备的基本素质 / 4
三、入户前准备 / 4
四、入户后注意事项 / 5
五、客户面试常见问题 / 6
六、相关法律知识须知 / 7

第二单元　产妇的日常护理　009

一、日常生活护理 / 10
　　洗澡 / 10
　　恶露的清洁 / 10
　　大小便护理 / 11
　　衣物的清洗 / 12
　　侧切和剖宫产手术伤口护理 / 12
二、乳房的护理 / 13
　　乳房清洁 / 13
　　乳头皲裂的护理 / 13
　　产后胀奶的护理 / 14
　　哺乳期急性乳腺炎的护理 / 15

乳头内陷的处理 / 16
如何用按摩方法催奶 / 16
三、产妇心理疏导与形体恢复 / 18
对产妇的指导和帮助 / 18
对产妇家人的提醒 / 20
顺产产妇的体形恢复护理 / 20
剖宫产产妇的体形恢复护理 / 22

第三单元　产妇的营养与饮食　023

一、月子餐基本准则与注意事项 / 24
产妇的膳食指南 / 24
产褥期的营养需要 / 24
产褥期该吃什么，吃多少 / 25
买菜的技巧 / 26
厨房的操作技巧 / 26
二、月子餐的做法 / 27
分娩当天的饮食 / 27
产后第1周的饮食 / 28
产后第2周的饮食 / 31
产后第3~4周的饮食 / 32

第四单元　产妇疾病及不适护理　035

一、产褥感染 / 36
引发原因 / 36
感染途径 / 36
疾病主要表现 / 36

预防方法 / 37

二、产后眩晕 / 38
　　引发原因 / 38
　　护理方法 / 39

三、产后脱发 / 39
　　预防方法 / 39
　　护理方法 / 40

四、产后贫血 / 40
　　引发原因 / 40
　　预防方法 / 40
　　护理方法 / 41

五、产后尿失禁 / 41
　　引发原因 / 41
　　预防方法 / 41
　　护理方法 / 41

六、产后便秘 / 42
　　引发原因 / 42
　　预防方法 / 43
　　护理方法 / 43

七、产后盗汗 / 43
　　护理方法 / 44

八、产后痔疮 / 44
　　引发原因 / 44
　　预防及护理方法 / 44

第五单元　新生儿的喂养　　046

一、母乳喂养 / 47
　　早吸吮，早开奶 / 47

指导产妇正确哺乳 / 47
　　如何让宝宝有效吸吮 / 49
　　按需哺乳 / 50
　　怎样判断新生儿是否吃饱 / 50
　　处理新生儿吐奶、溢奶 / 51
　　为新生儿拍嗝 / 51
　　扁平乳头或凹陷乳头如何哺乳 / 52
　　乳房大小与奶量无关 / 52
　　哺乳之前要清洁，而不是消毒 / 53
　　母乳喂养是否需要喂水 / 53

二、混合喂养和配方粉喂养 / 53
　　混合喂养的具体方法 / 53
　　喂养时间安排 / 54
　　人工喂养怎样计算喂奶量 / 55
　　如何正确冲调配方奶粉 / 55
　　配方奶粉的存放 / 56
　　奶具的准备与消毒 / 56
　　宝宝不接受奶瓶怎么办 / 57
　　配方粉喂养需要喂水吗 / 58

三、早产儿的喂养 / 59
　　早产儿更要坚持母乳喂养 / 59
　　早产儿喂养细节 / 59

第六单元　新生儿的日常生活护理

一、睡眠 / 62
　　睡眠环境 / 62

  哄睡技巧　/ 62

  睡姿　/ 63

  睡眠时间　/ 63

  避免新生儿昼夜颠倒　/ 64

  新生儿要不要睡枕头　/ 64

二、洗澡　/ 64

  洗澡前的准备　/ 64

  洗澡的方法　/ 65

  哪些情况下不能给新生儿洗澡　/ 66

三、新生儿的衣物　/ 66

  新生儿穿多少衣服　/ 66

  穿脱衣服的方法　/ 66

  包裹新生儿的方法　/ 67

  怎样正确抱起新生儿　/ 68

四、新生儿身体护理　/ 68

  脐带护理　/ 68

  眼部护理　/ 69

  耳部护理　/ 69

  鼻腔护理　/ 69

  臀部护理　/ 70

  更换纸尿裤的步骤　/ 70

  尿布的使用方法　/ 71

  大小便的护理　/ 72

  女宝宝的外阴护理　/ 73

  男宝宝的生殖器护理　/ 74

五、新生儿抚触　/ 74

  抚触的好处　/ 74

  抚触前准备　/ 75

  操作步骤　/ 75

注意事项 / 79

第七单元 新生儿常见生理现象与疾病护理 080

一、新生儿常见生理现象 / 81

呼吸浅快 / 81

暂时性的体重下降 / 81

新生儿黄疸 / 82

"马牙"和"螳螂嘴" / 83

新生女婴的"月经和白带" / 84

乳房肿大 / 84

脱皮 / 85

惊跳反应 / 85

二、新生儿常见疾病护理 / 86

便秘 / 86

腹泻 / 86

湿疹 / 88

痱子（热疹） / 89

鹅口疮 / 89

咳嗽 / 90

臀红和尿布疹 / 91

发热 / 92

第一单元

月嫂的岗位概述

月嫂是专业化家政人员的一种,他们的主要职责是在新生儿出生后的30天里专业护理产妇与新生儿,有些还要料理一个家庭的生活起居。

目前国内的月嫂都是女性,其中以35~50岁的中年女性占绝大多数。这个年龄段的女性一般有生育经验,且精力旺盛,学习力也较强,更容易满足现代社会对月嫂的基本要求。

一般来讲,月嫂必须持有身份证、健康证等,必须经过正规专业的岗前培训。月嫂不仅要掌握产妇产褥期的饮食卫生护理技能,还要掌握新生儿喂养、洗澡、抚触、新生儿脐部和臀部护理等的专业护理知识。对产妇和新生儿出现的不适症状,月嫂可以给予提醒,建议及时就医。

一、月嫂的工作内容

月嫂的主要服务对象是产妇和新生儿,时间是月子期。当然现在也有一些客户,将月子期延长,将请月嫂的时间延长到42天或2个月,以帮助产妇更好地恢复体力,减轻家人负担。也有一些月嫂因为在服务期间得到了客户的认可,在月子期结束后继续留在客户家里服务。

1. 产妇的护理

(1) 产妇的生活照料

能够安排产妇的生活起居,指导产妇做好个人卫生,为产妇换洗衣物;

根据产妇母乳分泌的情况及身体状况制作月子餐;

提醒并指导产妇下床活动,利于产妇恶露排出,促进身体恢复;

做好产妇产后心理疏导,积极引导产妇保持心情舒畅;

产褥期形体恢复指导。

（2）产妇的产后护理

观察产妇母乳分泌的情况，正确指导产妇乳房护理及给新生儿喂奶的方法；

观察产妇恶露排出的情况，指导产妇保持会阴清洁；

产妇腹部及会阴伤口观察及护理；

发现问题及时提醒就医。

2. 新生儿的护理

（1）新生儿科学喂养

根据产妇身体情况和新生儿生长发育情况提供母乳喂养、人工喂养、混合喂养的方法。

（2）新生儿的日常生活护理

为新生儿换洗尿布、洗衣服、拆洗被褥及日常护理；

对新生儿喂养用具及日常用具、玩具进行消毒；

为新生儿洗澡、抚触及五官日常清洁；

了解新生儿睡眠规律，创造良好的睡眠环境，帮助新生儿养成良好的睡眠习惯；

新生儿夜间的喂养与照料；

预防新生儿意外伤害的发生。

新生儿体温的观察及测量；

观察新生儿大小便的变化；

新生儿啼哭的分辨与护理；

新生儿脐部的观察与护理；

新生臀部的观察与护理；

发现问题及时提醒就医。

（3）新生儿常见现象与疾病护理

新生儿黄疸、脱皮、便秘、湿疹等观察与护理。

（4）新生儿行为训练

为新生儿做被动操；

开展新生儿早教；

为新生儿培养良好的习惯。

二、月嫂应具备的基本素质

（1）身心健康，遵纪守法，品行端正，仪容仪表整洁端正，有良好的生活习惯和卫生习惯。

（2）应经过相应的培训并考核合格（取得职业资格证书），掌握新生儿科学喂养、生活照料、专业护理、疾病护理、行为训练及产妇生活照料、专业护理、月子餐制作的专业技能。

（3）具备良好的职业道德品质和强烈的服务意识，认真履行自己的职责。有爱心、耐心、责任心，热爱母婴工作，具有奉献精神，吃苦耐劳、乐于助人。

（4）具备较强的语言沟通能力，能够指导客户正确掌握育婴方法。

三、入户前准备

（1）月嫂需准备好身份证、资格证书、健康证、妇科体检报告原件，以便提供给客户查验。

（2）按预产期时间，提前主动与客户联系并询问产妇产前的准备情况，了解分娩医院的地址和是否可以陪护，做好陪护或进家的准备。

（3）了解客户家庭情况及服务需求。

（4）了解客户孩子的健康情况及护理需求。

（5）做好个人卫生，准备好上岗后所需的生活用品及服务所穿的纯棉工作服。

四、入户后注意事项

（1）月嫂入户后要保持良好的卫生习惯，讲究个人卫生，穿着纯棉工作服。经常剪指甲，不戴任何首饰，胸前无装饰，以免划伤婴儿。

（2）尽快了解并尊重客户的饮食、卫生和生活习惯。了解各种电器、家庭用品、宝宝喂养和护理用具的使用方法和其他注意事项。

（3）遵守职业道德，与服务客户建立良好的人际关系，严禁过问与自己工作无关的客户家庭及工作情况，不参与与工作无关的家庭事务，严禁透露客户家的一切资料。

（4）对母婴要有责任心，工作认真细致、一丝不苟。严格卫生消毒，时刻具备安全与防范意识，密切监测孩子的生命体征及生长曲线。根据孩子生长发育情况科学喂养，根据产妇的身体情况给予合理膳食搭配。

（5）月嫂在入户服务过程中遇到孩子出现紧急的突发事件时，应第一时间对孩子施予正确急救及应急措施，为抢救生命赢得宝贵时间。并让家长拨打急救电话，要保持镇定，做到不慌不乱。事后不得发生迟报、瞒报，甚至不向公司汇报等情况。如因月嫂护理不当造成的事故，应由当事人承担全部责任。

（6）护理照顾方法存在差异时，及时与客户沟通，谦虚好学，满足客户合理要求。

（7）服务过程中遇到不确定或特殊的问题要及时与公司管理老师联系，认真接受公司的督导及专业指导。

（8）每天认真记录孩子的情况，并及时汇报给孩子妈妈，做到专业护理、正确指导。

（9）在服务期间不办私事，不私下会客，如接打私人电话，须不影响工作。

（10）不暗中收受财物，为避免引起不必要的麻烦，随身携带现金不得超出公司规定金额。

（11）在服务期间如若患病，应及时采取相应的措施，如戴上口罩进行隔离，或主动向客户和公司说明，离开客户家进行治疗，以免影响产妇和孩子。

（12）替岗月嫂要态度认真、交接仔细，不因换人对客户产生任何不良影响。

五、客户面试常见问题

1. 面试前的准备

面试前要与公司管理老师沟通客户情况，组织好语言，注意干净整洁的仪容仪表。

2. 面试时的礼仪

（1）时间观念要强，准时参加面试，给客户留下良好的第一印象。

（2）在面试过程中，一定要注意自己的形象，应直视客户的眼睛，挺直腰板坐在椅子上。

（3）尽量与面试人保持面对面、视线相接的姿势。不要显得坐立不安，不要随意做出任何有损于形象的举止，并且要面带笑容，精神饱满。

（4）要将自己的手机关机或静音。

3. 面试时的应对

（1）态度端正，说话谦和、大方，使用礼貌用语。尊重客户，除非客户要听，不然不说。若意见相反，不要当面争辩。若意见不一致，先表达认同。若意见相同，要表示肯定。要补充意见，先征求客户同意。要顾及客户的面子、情绪和立场。

（2）清晰简洁地介绍自我，突出长处，但也不隐瞒短处。准确地回答问题，实事求是，不可吹得天花乱坠。善于用具体生动易于表达的实例来证明自己，说明问题，不要泛泛而谈，这样表达起来会比较流利，清晰有条理。说完之后，要问客户还想知道关于自己的什么事。

4. 面试结束后

离开时要表现出有信心完成好这份服务工作，给面试者一个深刻的印象。离开前应谢谢客户给予面谈的机会。

5. 客户面试常见提问问题

（1）加入母婴护理工作的时间，护理过多少位新生儿？
（2）催乳的食物有哪些？
（3）如何进行新生儿黄疸观察和脐部护理？
（4）多久给孩子洗一次澡？什么时候给孩子洗澡？脐带没有掉可以洗澡么？洗澡都要给宝宝准备什么东西？怎么给宝宝洗澡？
（5）新生儿需要什么锻炼？
（6）新生儿应该用尿布还是尿不湿？
（7）宝宝晚上闹人怎么办？
（8）孩子总要人抱怎么办？

六、相关法律知识须知

（1）《中华人民共和国劳动法》（简称《劳动法》）规定了用工单位的义务、劳动者的权利。它所包含的工作时间、休息休假、工资、劳动保护等规定被统称为"劳动基准"，也是法律规定用工单位给予劳动者的最基本的待遇。任何用工单位给劳动者的待遇只能高于《劳动法》的规定，是一种强制性规定，违反这些强制性规定就是违法。高于《劳动法》"劳动基准"的可以协商，低于《劳动法》"劳动基准"的是不准许的。

（2）《中华人民共和国妇女权益保障法》是我国第一部以妇女为主体，全面保护妇女合法权益的基本法，是我国人权保护法律体系的重要组成部分。

（3）在中华人民共和国境内从事母婴保健服务活动的机构及其人员应当遵守《中华人民共和国母婴保健法》。

第二单元

产妇的日常护理

一、日常生活护理

❖ 洗澡 ❖

顺产产妇在产后 2～3 天、剖宫产产妇在伤口愈合后（大概产后 1 周）可以沐浴。沐浴时注意房间温度保持在 25℃左右，沐浴后及时用干毛巾擦干头发及全身。产后由于有恶露或伤口的存在，不能进行盆浴，产后 4～6 周恶露彻底干净后可以在自家浴缸洗浴。

❖ 恶露的清洁 ❖

产后随子宫蜕膜的脱落，含有血液、坏死蜕膜组织及宫颈黏液的分泌物经阴道排出，称恶露。它和月经的区别在于：恶露持续时间长，需要 4～6 周。

恶露的 3 个阶段

（1）血性恶露：出现在产后最初 3～4 天，含大量血液，呈现鲜红色。

（2）浆液性恶露：约在产后第 4 天出现，持续约 10 天，含少量血液，颜色为淡红色。

（3）白色恶露：出现于产后第 10 天前后，持续约 3 周，黏稠，色泽较白，含大量白细胞等。

恶露的清洁

（1）首先注意手部的清洁，清洁恶露前后要洗净双手，避免交叉感染。

（2）产妇可用柔软干净的湿巾从前向后擦拭恶露，并及时更换会阴垫（卫生巾）。因为前几天恶露量大，要选用产妇专用卫生巾。

（3）有伤口时每天两次及大便后用清水（或配比合适的消毒液）清洗会阴。

（4）保持局部清洁。勤换会阴垫。

（5）清洁过程中，注意观察恶露的性质。恶露有血腥味，无臭味。如发现有腐臭味，可能有感染发生时，应到医院就诊。

恶露不尽的调养方法

若产后血性恶露持续2周以上，量多（超过月经量），有时伴有臭味，应及时就诊。医生会了解子宫复旧及恶露的情况，局部有无压痛，如血性恶露量多，则表明子宫复旧不良或子宫内膜炎症。子宫复旧不良一方面要遵医嘱应用促进恶露排出的药物，另一方面要母乳喂养，让宝宝频繁吸吮乳房，刺激子宫收缩以利于恶露的排出。同时产妇及早下床活动有利于血液循环及恶露的排出。

❖ 大小便护理 ❖

（1）排尿的护理方法：产后3~4小时应排第一次尿，最迟不应超过6小时。产后应鼓励产妇多喝水，有尿意及时排尿，不要憋尿，防止膀胱过度膨胀，发生尿潴留。尤其是有侧切伤口的产妇第一次排尿时会担心伤口疼痛及尿液污染伤口，告知产妇不要担心，排尿时的疼痛是可以忍受的，只要排过一次尿，以后排尿就会顺畅了。另外尿液本身是无菌的，不会造成伤口的污染。

（2）排大便的护理方法：产后3天内要排大便一次。有些产妇害怕产后排便伤口会裂开，这个想法是多余的，鼓励产妇克服心理障碍，养成定时排便习惯，尽早下床活动，促进肠蠕动。多吃蔬菜、水果，适量进食含纤维素的食物，便秘严重时要咨询医生,必要时应用一些缓泻的药物。

❖ 衣物的清洗 ❖

产妇出汗较多,衣物应及时更换,内外衣应分开清洗,产妇的衣物应和家里其他人的衣物分开清洗,清洗后的衣物应在阳光下晾晒。

❖ 侧切和剖宫产手术伤口护理 ❖

侧切伤口的常规清洁

(1) 在住院期间用1∶40的络合碘溶液清洗侧切伤口,每日两次。

(2) 以后可以用温水每天及便后清洗伤口。

(3) 清洗时注意清洗顺序从前向后。

(4) 保持局部清洁,及时更换卫生巾。

(5) 如有侧切伤口(一般在会阴左侧),睡眠时尽量朝向会阴切口对侧侧卧。

侧切及手术感染伤口的清洁消毒

一旦伤口愈合不良,出现伤口感染的情况,应遵医嘱应用相应的药物清洗伤口及换药,必要时进行清创,保持伤口局部清洁干燥。换药时要注意手部的卫生。

剖宫产术后伤口的护理方法

目前剖宫产大多数刀口为横切口,横切口与皮肤的纹理是平行的,疼痛会轻一些,术后更容易恢复,瘢痕更小。住院期间及出院前,大夫会给予常规换药;出院后,一周后可以自行取下敷料。注意观察伤口局部有无红、肿、热、痛等症状,或伴随发热症状。如有,要及时就医。一周后可以淋浴,但要注意伤口局部及时擦干。

二、乳房的护理

❖ 乳房清洁 ❖

（1）乳房表面及乳头含有宝宝所需的有益菌，所以不要频繁地用清洁剂清洁乳头及乳房，只要在妈妈觉得出汗较多及外出的情况下清洁乳头及乳房就可以了，清洁时用清水即可。

（2）喂奶前不用每次都清洗乳头。

（3）每次喂奶后挤出少量母乳涂在乳头上，能够起到保护乳头、防止乳头皲裂的作用。

❖ 乳头皲裂的护理 ❖

乳头皲裂的形成原因

衔乳不正确导致乳头皲裂，正确的衔乳是让婴儿含住大部分乳晕，而不是只含住乳头。

乳头皲裂的护理

（1）首先指导产妇正确的含接姿势，详见49页。

（2）哺乳后挤出少量母乳涂在乳头上，有助于皲裂乳头的复原。

（3）哺乳间隙使用纯羊脂膏，保持伤口湿润，减少疼痛促进愈合。

（4）对于皲裂的伤口，也可使用水凝胶缓解疼痛，促进愈合。

（5）严重时暂停哺乳，用吸乳器吸乳，待伤口痊愈后继续哺乳。

❖ 产后胀奶的护理 ❖

生理性乳胀与病理性乳胀

生理性乳胀(乳房充盈)	病理性乳胀(乳房肿胀)
自然分娩第 2 天或剖宫产第 3 天出现	乳汁淤积排出不畅导致乳腺导管阻塞,甚至引发乳腺炎
乳房充实感或有轻度胀痛	乳房:肿胀、坚硬、红肿、触痛感。全身:体温升高、细菌感染(化脓)
随着有效吸吮和乳汁排出很快就可缓解	交替冷热敷,挤出乳汁,必要时就医

如何缓解胀奶及乳房疼痛

(1) 鼓励产妇尽早地、频繁地哺乳,排空乳汁。当感觉胀痛时可以不设限地增加哺乳或吸乳次数,24 小时内可哺乳或吸乳 8~12 次。

(2) 指导产妇正确哺乳,帮助婴儿正确衔乳和吸吮。避免使用人工奶嘴或母乳代用品,调整哺乳姿势(下巴或鼻子对着硬块)。

(3) 喂奶前热敷、按摩乳房,促使引流通畅。

(4) 如果婴儿不能有效地吸吮,用吸奶器将奶水吸出。

(5) 哺乳后如果乳房感觉乳胀明显,应先用吸奶器后手工挤奶的方法,挤出多余的乳汁,以产妇感到舒服为止。最后挤出一些乳汁涂抹在乳头及乳晕上,防止因为乳头干燥导致皲裂。

(6) 喂奶后可以冷敷乳房以减少充血和肿胀。如果是持续的肿胀,可将干净的、凉的卷心菜叶敷在乳房上,每 2~3 小时换一次,直到乳房变软。

哺乳期急性乳腺炎的护理

乳腺炎的发病原因

哺乳期急性乳腺炎是乳腺的急性化脓性感染。其发病原因一是乳汁淤积,二是细菌感染。

乳汁淤积后的分解产物是细菌很好的培养基。初产妇的乳汁中含有较多的脱落上皮细胞和组织碎屑,更易引起乳管的阻塞,及时排出淤积的乳汁对于哺乳期急性乳腺炎的治疗有重要作用。

对早期哺乳期急性乳腺炎的治疗主要侧重于局部治疗,早期疏通乳管,能有效缓解症状,防止炎症进展。

乳腺炎的护理

(1)要保证产妇充足的休息,放下喂奶之外的所有工作,和宝宝一起上床休息,尽快恢复免疫系统的正常工作。

(2)给乳房交替冷热敷,冷敷可缓解疼痛,热敷可促进血液循环,调动发炎部位的抗感染物质发挥作用。

(3)频繁在发炎的一侧乳房喂奶,如果喂奶引起疼痛,就先喂健侧,在感到泌乳反射出现时,迅速换到疼痛那侧乳房。清空发炎的乳房很重要,如果宝宝无法吸吮,可用吸奶器或手工挤奶的方法吸出乳汁喂养宝宝。

(4)产妇出现发热、疼痛时可在医生指导下用药。

(5)产妇如有感冒症状,应多饮水。

(6)宝宝吃奶时,从阻塞部位的乳腺管上方朝乳头方向轻轻按摩,这样有助于疏通乳腺管的阻塞。

(7)尽量让婴儿吸吮时下巴对着肿块位置。

(8)不要因为乳腺炎而停止母乳喂养,停止母乳喂养增加了乳房感染转化为乳房脓肿的机会,继续母乳喂养是预防和治疗乳房肿胀、乳腺炎的最好方法。

❖ 乳头内陷的处理 ❖

未胀乳乳头内陷的解决办法

（1）哺乳前将乳头吸引器对准乳头进行吸引；
（2）反复进行吸引至可正常哺乳。

胀乳后乳头内陷的解决办法

（1）贴上乳头保护罩；
（2）将乳头吸引器对准乳头进行吸引；
（3）反复进行吸引至可正常哺乳。

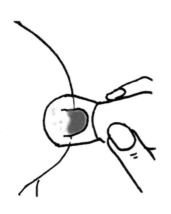

未胀乳乳头内陷的解决办法

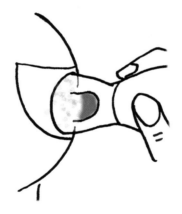

胀乳后乳头内陷的解决办法

❖ 如何用按摩方法催奶 ❖

最好的催奶方法就是宝宝频繁吸吮。产后频繁地完全按照宝宝的需要哺乳，让乳房接收到所有来自宝宝的吸吮信号，是非常重要的。

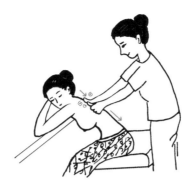

在乳汁分泌不足或胀奶或宝宝不在身边的情况下也可以用一些按摩的方法促进乳汁分泌。

背部按摩操

背部按摩操能增加乳汁分泌（产后第二天进行早期背部按摩效果更佳），具体做法：产妇裸露上身，身体向前弯曲坐稳（如图所示），乳房松弛自然下垂，月嫂或亲属双手握拳，双手拇指点压脊柱两侧做小圆周按摩，同时顺脊柱下移，循环进行，会有效刺激射乳反射。

乳房按摩方法

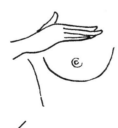

第1步
用2～3根手指从乳房外缘向乳头方向打圈按摩乳房。

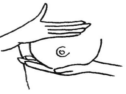

第2步
一手托住乳房，另一手手掌从乳房根部向乳头方向轻轻拍打乳房。

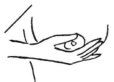

第3步
将拇指和食指放在乳晕周边，轻轻挤压。

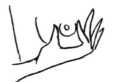

第4步
拇指和食指相对，在乳晕周边挤压，并不断变换位置，将所有的乳汁彻底排空。

第二单元　产妇的日常护理

三、产妇心理疏导与形体恢复

❖ 对产妇的指导和帮助 ❖

转移注意力

如果产后的确面临严重的不愉快的生活事件,甚至问题棘手难以解决,不要让精力总是耗费在不良事件上。越想不愉快的事心情就会越不好,心情越不好越容易钻牛角尖,心情就会越发低落,陷入情感恶性循环的怪圈中。所以要适当转移自己的注意力,关注自己的喜好,不仅思维上转移,还可以身体力行参与力所能及的愉快活动。

主动求助

产后抑郁的女性内心会有一种无助感,心理专家分析,这种无助感可能是幼年被忽视的阴影的重现。这其实是一种希望获得他人关注的信号,所以主动寻求和接受别人的关注是一种很有效的自我保护方式。

放松充电法

提醒产妇要适当调节变动生活内容,不要时时刻刻关注孩子而忽略了自己,将孩子暂时交给其他人照料,让自己放个短假,哪怕是两小时、半天,也能达到放松自己和精神充电的作用。避免心理、情绪透支。

行为调整法

女性生产后不适于做剧烈的运动,但一些适当放松的活动是非常必要的,例如深呼吸、散步、打坐、冥想平静的画面、听舒缓优美的音乐等等。

倾诉宣泄法

找好友或亲人交流，尽诉心曲，大哭一场也无妨，尽情宣泄郁闷情绪。

角色交替法

别忘了虽然已为人母，但仍是老公的娇妻、父母的爱女，谁也不可能只做24小时全职妈妈，所以要给自己换个角色享受娇妻爱女的权利。

自我鼓励法

自我欣赏，多看自己的优点，多看事物的好处，多想事情可能成功的一面。

自我实现法

生儿育女只是女性自我实现的一种方式，但绝不是唯一的方式，所以不要忘了还有其他自我实现的潜力和需要。也许趁着休产假的时间还能关注一下自己的事业，等产假结束会有全新的形象出现。

食物治疗法

产妇在"月子"里通常都会吃大量补品，殊不知补品吃太多容易令人心烦气躁、失眠焦虑，出现种种"上火"迹象。所以要多搭配吃一些清淡食物，多吃新鲜的蔬菜水果，多喝温开水，自内而外地调整身心状态。

❖ 对产妇家人的提醒 ❖

营造良好的家庭氛围

帮助产妇认同母亲角色,鼓励她们关心、爱护、喂养婴儿,丈夫应积极主动照料婴儿、分担家务、关心妻子。家人之间应互相理解,建立融洽的亲情关系。产妇可选择在娘家坐月子,熟悉的环境、至爱的亲人、良好的家庭氛围可减少产后抑郁的发生。

提供有力的支持系统

倡导母乳喂养,减轻经济压力。动员家庭力量,必要时寻找合适的人选来照料母婴,以消除产妇后顾之忧。

❖ 顺产产妇的体形恢复护理 ❖

产后 24 小时

若产后一切正常,产后 24 小时即可开始活动。适当的运动可帮助血液循环、子宫收缩、阴道及腹部肌肉的弹性复原,令新妈妈尽快恢复窈窕的身段。

抬腿运动:以增强腹直肌张力。

缩肛运动:以锻炼盆底肌肉。

会阴肌肉运动:防止小便失禁。

产后 3 天

产后 3 天可开始尝试做产后运动:

(1) 仰卧床上,两膝关节屈曲,两脚掌平放在床上,两手放在腹部,进行深呼吸运动,肚子一鼓一收。

(2) 仰卧床上,两手抱住后脑勺,胸腹稍抬起,两腿伸直上下交替运动,由幅度小到幅度大,由慢到快,连做 50 次左右。

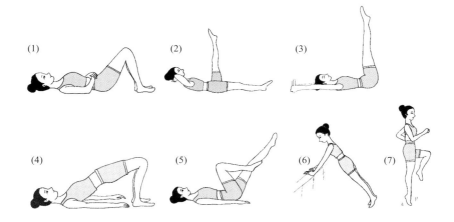

（3）仰卧床上，两手握住床栏，两腿一齐向上跷，膝关节不要弯曲，脚尖要绷直，两腿和身体的角度最好达到90°，跷上去后停一会儿再落下来，如此反复进行，直到腹部发酸为止。

（4）两手放在身体的两侧，用手支撑住床，两膝关节屈曲，两脚掌蹬住床，臀部尽量向上抬，抬起后停止，4秒钟落下，休息一会儿再抬。

（5）手放在身体两侧，两腿尽量向上跷，跷起来像蹬自行车一样两脚轮流蹬，直到两腿酸沉为止。

（6）立在床边，两手扶住床，两脚向后撤，身体成一条直线，两臂屈曲，身体向下压，停两三秒钟后，两臂伸直，身体向上起，如此反复进行5～15次。

（7）一条腿立在地上，支撑整个身体的重量，另一条腿弯曲抬起，然后用支撑身体的那条腿连续蹦跳，每次20～30下，两条腿交替进行，直到腿酸为止。

也可选择适合自己的产后瑜伽。

做运动应以自己身体能够承受为宜。

产后 3 个月

产后 3 个月可选择跑步、游泳等健身运动。

产后进行母乳喂养,每天多吃热量少于 500 千卡(1 卡路里 ≈ 4.184 焦耳)的食物,就可以减肥。因为母乳喂养,身体会动用堆积的脂肪,适当运动,不用节食,就可减肥。

❖ 剖宫产产妇的体形恢复护理 ❖

剖宫产产妇若产后一切正常,产后前四周最好不运动,但要尽早活动。产后 24 小时即可开始下地活动。适当的运动可帮助血液循环、子宫收缩、阴道及腹部肌肉的弹性复原,令你尽快恢复窈窕的身段。

如何使用束腹带

无论是剖宫产还是顺产,最好于产后 10 天使用束腹带,过早过紧使用会影响子宫收缩,不利于观察子宫收缩情况。如剖宫产伤口疼痛或悬垂腹引起内脏下垂,要早期使用,不宜过紧,起到支托的作用就可以。选择束腹带最好选择力量向骶尾方向的束腹带,以减轻对腹部的压力。

第三单元

产妇的营养与饮食

一、月子餐基本准则与注意事项

❖ 产妇的膳食指南 ❖

"膳食指南"是一个国家根据营养需求、饮食供应、地域、疾病谱等各种因素来为自己人民制订的饮食建议,我国为孕期和哺乳期妇女制定的最新版膳食指南是 2016 年 5 月发布的,针对哺乳期的营养特点,提出了五项建议:

- 增加富含优质蛋白质及维生素 A 的动物性食物和海产品,选用碘盐。
- 产褥期食物多样不过量,重视整个哺乳期营养。
- 愉悦心情,充足睡眠,促进乳汁分泌。
- 坚持哺乳,适度运动,逐步恢复适宜体重。
- 忌烟酒,避免浓茶和咖啡。

把握住以上产褥期营养原则,就可以规避许多常见于产褥期的营养不良,避免营养失衡。

❖ 产褥期的营养需要 ❖

产妇对各种营养素的需要与非孕期相比有很大不同,而与孕晚期是比较接近的,仍然保持着很高的水平。特别是对锌、维生素 A、胆碱等,需要量较孕晚期进一步提高。所以,月子坐得好不好,很大程度上取决于营养素的补充是否到位。

女性不同时期对能量和营养素的需要量

能量及营养素	孕前	孕早期	孕中期	孕晚期	哺乳期
能量/(千卡/天)	1800	1800	2100	2250	2300
蛋白质/(克/天)	55	55	70	85	80
碘/(微克/天)	120	230	230	230	240
钙/(毫克/天)	800	800	1000	1000	1000

续表

能量及营养素	孕前	孕早期	孕中期	孕晚期	哺乳期
铁/(毫克/天)	20	20	24	29	24
锌/(毫克/天)	7.5	7.5	9.5	9.5	12
维生素 A/(微克视黄醇活性当量/天)	700	700	770	770	1300
维生素 K/(微克/天)	80	80	80	80	80
胆碱/(毫克/天)	400	420	420	420	520
维生素 C/(毫克/天)	100	100	115	115	150

❖ 产褥期该吃什么，吃多少 ❖

产妇在月子里既要补充生产时所消耗的大量能量，又要充分制造乳汁，可以说产褥期是一个女人一辈子最能吃的一段日子，但这不意味着可以大吃大喝。营养需要量大，就意味着代谢负担重，因此合理的饮食搭配和合理分餐的重要性更为突出。为了在不增加代谢负担的前提下，满足营养的需求，产妇的膳食结构必须区别于非孕期。甜食、油腻的食物、口味重的加工方法都是不太适宜的。从下表可知，产褥期的饮食结构，需要更高比例的动物性食品，如肉禽鱼蛋奶，需要适当控制主食、油脂等营养密度较低而能量丰富的食物的摄入。

女性孕产期的饮食结构　　　　单位：克/天

食物类别	孕中期	孕晚期	哺乳期
油	25～30	25～30	25～30
加碘食盐	＜6	＜6	＜6
谷薯类	275～325	300～350	300～350
肉禽鱼	100～150	150～200	150～200
蛋	50	50	50
牛奶	300～500	300～500	300～500
大豆/坚果	20/10	20/10	25/10
蔬菜类	300～500	300～500	400～500
水果类	200～400	200～400	200～400

备注：根据中国营养学会膳食指南，孕早期食物量同备孕期，每天必须至少摄取含130克碳水化合物的食物。

❖ 买菜的技巧 ❖

会"买菜"的人,买回来的食材既丰富多样,又营养全面。怎样才是营养齐备和丰富多样?以下四个"五"就可以满足:"五谷为养,五果为助,五畜为益,五菜为充"(《黄帝内经·素问》)。

来自两千多年前的这"四五"原则,从现代营养学的标准来看也是非常正确的。

所谓五谷,泛指小麦、小米、黑米、高粱、红小豆、绿豆、薯类等,每天至少要吃到五种,方能保证获得全面的谷物营养。

五畜泛指动物性食品,如红色的畜肉、动物肝,白色的禽肉和鱼虾贝蟹等,既能带来高营养价值的蛋白质,还能补充丰富的微量元素,有利于造血和创面的愈合,非常有必要每天吃到五种以上。

五菜既包含一般意义上的各色蔬菜,也包括菌、藻类食材,每天摄入五种以上的各色蔬菜,则能保证维生素、电解质、微量元素、膳食纤维等的全面摄入。

"五果"为助,这个名额是给水果、坚果、干果的,这部分食物的功能则更是各有所长。

总之,在产妇的一日饮食安排中,食物多样化是营养齐备的前提,买菜的时候要以这"四五"原则为标准,不可买了馒头买烙饼、买了猪蹄买肘子。食材单调、缺乏变化,是产褥期饮食的大忌。

❖ 厨房的操作技巧 ❖

照顾产妇的饮食既要考虑营养,也要重视卫生,毕竟产后身体虚弱,很容易发生外源性感染,所以,要注意以下事项。

1.采购食材要新鲜、安全,保存要得当,清洗加工要仔细。

2.加工食材时,刀具、案板、容器等做到生、熟分开。

3. 冰箱并非保险箱，相反可能是藏污纳垢的地方，所以加工好的半成品或熟菜入冰箱前应覆膜加盖，取出食用前要重新加热消毒。

4. 各种用具在保存过程中要保持表面光洁、干燥，用前再次冲洗。

5. 产妇饮食的烹饪方法要多采用充分加热的清蒸、炖、煮、烩，不用煎、炸、烤、烙等，避免对食材的反复与过度加工，以减少营养素损失。比如米饭，蒸熟后直接食用，就好过再加油盐等调料炒制后食用；再如一份肉片炒小白菜，急火快炒后即食则好过小火慢炖或久置后重复加热再吃。

6. 少食用生冷的食物。谨慎采用凉拌方法，如需采用一定确保卫生。

二、月子餐的做法

❖ 分娩当天的饮食 ❖

在分娩当天，应以清淡、温热、易消化的稀软食物为宜。

剖宫产的妈妈需要禁食，等排气后再从流食、半流食，逐步恢复到日常饮食，在胃肠功能恢复前，不要食用牛奶、豆浆、浓糖水等易胀气食物。

顺产的妈妈由于体力消耗更大，出汗多，需要补充足够的液体，但在乳汁分泌顺畅之前，暂不要大量喝补汤，以免乳汁分泌过多堵塞乳腺管。有会阴伤口的妈妈，需要在自解大便后，才能恢复日常饮食，同时要保证每天大便的通畅；如有会阴Ⅲ度裂伤，需要无渣饮食一周后再吃普通食物。

建议顺产的妈妈的产后第一餐应以温热、易消化的半流质食物为宜，如米汤、稀释果汁、稀藕粉羹、蒸蛋羹、蛋花汤、卧鸡蛋等；第二餐可基本恢复正常，但由于产后疲劳、胃肠功能差，仍应以清淡、稀软、易消化的食物为宜，如汤面、馄饨、小米粥、面片、蒸/煮/卧鸡蛋、糕点等。

❖ 产后第1周的饮食 ❖

新妈妈在产后前三天内，不要急于喝催奶汤，因为这时候大多数妈妈的乳腺管还未完全畅通，如果乳汁分泌过多，反而会加重乳腺管的堵塞。建议新妈妈可以喝一些蛋花汤、鱼汤、蔬菜汤等较为清淡的汤。

剖宫产的妈妈在术后第二天，可以吃些稀、软、烂的半流质食物，如蛋羹、烂面条等，每天吃4~5餐，以保证充足的营养。一般到产后第3天，就可以恢复正常饮食了。这时大多数妈妈的乳汁分泌已经顺畅，可以多补充一些营养丰富的汤水，但一定要少油、少盐。还应注意不能让产妇只喝汤，应当连汤带肉一起吃下，才能补充蛋白质等更多营养。

另外，我国民间还有让产妇多吃鸡蛋的做法，产后应增加优质蛋白质的摄入，以满足哺乳的需要，但每天最多吃2~3个鸡蛋就足够了，还应均衡摄入谷类主食、鱼肉、禽肉、海产品、豆制品、蔬菜、水果、牛奶等多种多样的营养物质，以满足产妇对热量、蛋白质和维生素、矿物质的特殊需求。

食谱举例

醪糟蛋汤

材料：醪糟200毫升，水200毫升，鸡蛋1个，红糖适量。

做法：醪糟与水倒入锅中，烧开。将鸡蛋打入碗中，搅匀后，倒入已经煮开的醪糟汤中。根据自己喜好，决定是否加入红糖。

功效：鸡蛋含丰富的蛋白质，是修复机体器官的物质基础。醪糟辛温，辛能散能行，有活血化瘀之功效；温能祛寒助热，使身体感到温暖。这道汤比较甜，不适合血糖偏高的新妈妈大量、长期食用。

红糖小米粥

材料：小米 150 克，红枣 5~10 颗，红糖 10 克。

做法：小米淘洗干净，放入汤锅。红枣洗净、去核。取汤锅，注入适量清水，烧开后放入小米，转小火慢慢熬煮，待小米粒粒开花时放入红枣，搅拌均匀后继续熬煮，待红枣肉软烂后放入红糖，再熬煮几分钟就可以关火了。

功效：小米可健脾胃、补虚损，小米所含蛋白质、脂肪、铁及其他微量元素均比大米多，小米中的维生素 B_1、维生素 B_2 含量也比大米高，小米中还含有少量胡萝卜素，因此，以小米作为主食的一部分是很有益处的。红糖含铁比白糖高 1~3 倍，对于排除淤血、补充失血有较好的作用。

冬瓜鲫鱼汤

材料：鲫鱼 1 条，冬瓜 1 块，葱、姜、盐各适量。

做法：鲫鱼清理干净，将葱姜改刀、冬瓜切小片；把鱼放入冷水锅中，大火烧开，加入少量葱姜后改小火慢炖；当汤汁呈奶白色时放入冬瓜，加入少许盐，再煮至冬瓜软嫩即可。

功效：这是一道很好的半流质饮食，清淡适口，适用于产后第 3~7 天。

第1周参考食谱

早餐	小米粥
加餐	红豆汤
午餐	碎菜面片
加餐	苹果
晚餐	山药大米粥
加餐	玉米面粥

早餐	芹菜粥、馒头
加餐	鲜菜鸡蛋花
午餐	菠菜炒猪肝、南瓜薏米粥
加餐	鸡蛋羹
晚餐	甘薯粥、炒豆芽
加餐	红豆汤
早餐	薏米葱白粥、煮鸡蛋、豆沙包
加餐	玉米粒羹
午餐	红腰豆牛肉丁、熘肝尖、炒青菜、米饭
加餐	瓜蓉鱼米羹
晚餐	红枣木耳瘦肉汤、胡萝卜炒双菇、素菜包
加餐	莲藕羹
早餐	花生大米粥、菜包子、牛奶
加餐	馄饨、苹果
午餐	土豆炒牛肉、西红柿炒蛋、红豆米饭
加餐	银耳莲子羹
晚餐	金针菇炒牛肉、木耳瘦肉汤、清炒油菜、花卷
加餐	疙瘩汤、香蕉
早餐	鸡蛋、粥、肉包
加餐	醪糟蛋花粥
午餐	鸡血豆腐汤、里脊青椒丝、炒豆芽、米饭
加餐	红枣红糖粥
晚餐	鲫鱼豆腐汤、豌豆烩里脊、宫保鸡丁、面条
加餐	水波蛋
早餐	山药莲子粥、鸡蛋
加餐	牛奶、面包片
午餐	清炒西蓝花、番茄炒牛肉、大骨头土豆汤、花卷
加餐	青菜肉丝汤
晚餐	鲫鱼汤、鲜菇炒肉、虾仁炒豆、米饭
加餐	八宝粥

❖ 产后第2周的饮食 ❖

1. 根据乳汁分泌量，适当提高能量摄入，从每日100～200千卡（泌乳200～300毫升），逐渐增加至每日500千卡。这基本相当于孕晚期的能量需求。

2. 每天增加蛋白质25克，鱼、禽、肉、蛋、奶及大豆类食物是优质蛋白质的良好来源。例如：牛肉50克＋鱼50克＋牛奶200克的组合。

3. 多摄入动物肝、动物血、瘦肉等富含铁的食物，尽快补足分娩失血造成的铁不足，预防缺铁性贫血。

4. 多吃海产品，增加DHA、锌、碘的摄入，满足营养所需。

5. 膳食钙每日适宜摄入量为1000毫克，推荐每日富钙食谱为：牛奶500毫升、豆腐100克、虾皮5克、蛋类50克、绿叶菜200克，鱼类（如鲫鱼）100克。

6. 每日摄入充足的汤水，满足乳汁分泌及汗液消耗。

7. 避免集中摄入大量动物性食物，缺少粗粮、蔬菜、水果，导致蛋白质、脂肪摄入过量，产后肥胖，以及维生素、矿物质和膳食纤维摄入不足，营养不均衡。

8. 每天摄入新鲜蔬菜水果500克以上，可增加肠蠕动，防止便秘，促进乳汁分泌。除过于生冷和寒性水果不宜多吃外，室温下的凉拌菜和各种水果都可以食用。

食谱举例

红豆紫米粥

材料：红豆50克，紫米75克，粳米25克。

做法：红豆、紫米洗净，分别浸泡4小时。锅置火上，倒入适量清水用大火烧开。加红豆、紫米、粳米煮沸，转小火煮1小时至熟即可。

功效：红豆富含B族维生素、蛋白质及多种矿物质，有利水补气血的功效；紫米、粳米中淀粉含量高，可以给产妇补充能量。

第2周参考食谱

早餐	牛奶、煮鸡蛋、杂面馒头、拌三丝
加餐	蒸玉米、皮蛋瘦肉粥
中餐	清蒸鲈鱼、烧二冬、山药米饭、西湖牛肉羹
加餐	无糖黑芝麻糊、水果、柠檬水
晚餐	芹菜炒肉丝、红烧牛蹄筋、菠菜炒鸡蛋、白米饭、鲫鱼汤
加餐	牛奶
早餐	小米红糖粥、鸡蛋饼、炒素菜
加餐	馄饨、香蕉
中餐	清炖鲫鱼、香菇炒油菜、肉末炖豆腐、米饭
加餐	疙瘩汤
晚餐	炖牛肉、烩鸡片黄瓜胡萝卜、小白菜鸡蛋汤、花卷
加餐	牛奶、水果
早餐	红豆紫米粥、红糖饼、虾仁炒菜心
加餐	双皮奶
午餐	烧茄子配西红柿、牛肉炖土豆、碎菜蛋花粥、蒸发面饼
加餐	益母草木耳瘦肉汤
晚餐	三丁豆腐汤、烩鸡片西葫芦、紫米面发糕
加餐	木瓜牛奶露、煮鸡蛋

❖ 产后第3~4周的饮食 ❖

这一阶段新妈妈的肠胃功能经过半个月的休养，已渐渐恢复，宝宝的胃口也大了，需要增加营养，可吃些猪蹄汤、鸡汤来促进乳汁分泌。鸡汤有补充蛋白质、提高免疫力、促进乳汁分泌的功效；猪蹄加红皮花生米汤有补充胶原蛋白、促进乳汁分泌的功效。鸡、鱼、肉汤等不仅味道鲜美，还能刺激胃液分泌，帮助消化，但只喝汤不吃肉的做法是不科学的。因为蛋白质、维生素、矿物质等营养物质主要存在于肉中，溶解在汤里的只有少数，肉比汤的营养要丰富得多。肉和汤一起吃，既保证获得充足营养，又能促进乳汁分泌。有些肉汤油较多，最好把上面一层油撇去再喝，防止乳汁脂肪含量过高造成婴儿消化不良甚至腹泻。

月子里的新妈妈不能摄入过多食盐，但不必忌盐。盐中含有人体内必需的物质——钠，如果人体内缺钠，可能出现低血压、头昏眼花、恶心、呕吐、无食欲、乏力、容易疲劳等。月子期间一般出汗多，失钠也多，需要适当补钠，过度限盐是不对的。食盐还是碘的来源，低盐饮食会影响产褥期碘的摄取，而孕期和产褥期的碘需要量是非孕期的近两倍。所以，产妇全天摄入5克左右食盐是必要的，这大约相当于平平的一啤酒瓶盖含碘食盐。

食谱举例

花生猪蹄汤

材料：猪蹄500克，花生仁100克，姜适量，料酒、盐各适量。

做法：将猪蹄洗净后入开水中焯出血浮沫，捞出后滤干水备用，花生仁泡2小时以上，姜切片。起锅放入猪蹄和花生仁，倒入没过猪蹄的水，放入姜片和料酒，煮2小时左右，起锅前加入盐。产妇食用前可将表面的浮油撇去，再连汤带肉一起吃下。另外，花生仁也可换成黄豆。

功效：这是一道富含胶质的补益菜品，产后第二周以后，产妇的食欲回升、营养需求逐步增加的状态下可以选择。

第3~4周参考食谱

早餐	糯米红豆粥、煎鸡蛋、蒸山药
加餐	橙汁、腰果
中餐	红烧牛肉、炝炒青笋、拌心里美萝卜、乌鸡汤、米饭
加餐	牛奶、煮水果
晚餐	栗子烧鸡块、西红柿炒鸡蛋、炒油麦菜、二米饭、豆浆
加餐	面包片、酸奶
早餐	牛奶、煮鸡蛋、全麦面包、葡萄干
加餐	红枣花生粥
中餐	三色豆腐、清炒芦笋、清炖羊肉白萝卜、杂面窝头
加餐	水果、坚果
晚餐	香菇炒油菜、韭菜墨鱼仔、三杯鸡翅、杂粮饭、红豆汤
加餐	牛奶麦片粥
早餐	黑米粥、红糖包、炒白菜豆腐丝
加餐	西红柿鸡蛋面
中餐	虾仁豆腐胡萝卜汤、青椒炒肉丝、烧带鱼、米饭
加餐	鸡蛋羹、香蕉
晚餐	红烧肉、黄瓜炒鸡蛋、里脊炒胡萝卜、馒头
加餐	牛奶、水果
早餐	杂粮粥、鸡蛋、炒芹菜豆干、蒸玉米
加餐	水饺、猕猴桃
中餐	清炖排骨黄豆汤、西红柿炒鸡蛋、香菇炒油菜、杂粮饭
加餐	米酒蛋花汤、蒸紫薯
晚餐	清炖乌鸡汤、肉丝空心菜、红烧茄子、花卷
加餐	牛奶、鸡蛋面片汤

第四单元

产妇疾病及不适护理

一、产褥感染

产褥感染是指产褥期内生殖道受病原体侵袭而引起局部和全身的炎性反应。

❖ 引发原因 ❖

健康女性生殖道对细菌的侵入有一定的防御功能,正常妊娠和分娩通常不会给产妇增加感染机会,而在机体免疫力、细菌毒力和细菌数量三者之间平衡失调时,则会增加产褥感染机会。孕期贫血、营养不良、患有慢性病、生殖道感染或临产前不洁性交史,都会增加感染机会。

❖ 感染途径 ❖

内源性感染:正常孕产妇生殖道或其他部位寄生的病原体,多数并不致病,当感染诱因出现时,由非致病菌转化为致病菌而引起感染。

外源性感染:指外界病原体侵入生殖道而引起的感染,常由被污染的衣物、用具、各种手术器械及产妇临产前性生活等途径侵入机体造成感染。

❖ 疾病主要表现 ❖

发热、疼痛、恶露异常为产褥感染的三大症状。

外阴伤口感染

会阴裂伤或会阴切开部位感染,表现为会阴部疼痛、坐位困难、局部伤口有红肿、硬结、脓性分泌物流出、压痛明显,甚至发生伤口裂开,可伴有低热。

子宫内膜炎及子宫肌炎

子宫内膜炎及子宫肌炎是产褥感染中最常见的病变，症状多在产后3～5天出现，产妇自感下腹痛、发热。检查子宫软、复旧不良、有压痛，恶露脓样、量多、臭；如感染超过子宫内膜层，则有寒战、高热，恶露不一定多，腹痛加重，子宫压痛更明显，复旧不良，白细胞总数及中性粒细胞显著增高。

血栓性静脉炎及脓毒血症

包括盆腔内的血栓性静脉炎及下肢血栓性静脉炎，多由于胎盘栓感染所致。下肢血栓性静脉炎患者的症状出现在产后2～3周，一般情况并不严重，寒战、发热也较轻，患者下肢因血液回流受阻而水肿、疼痛，发炎的静脉有压痛，触之如硬索，皮肤温度稍高，有时颜色变白或发绀。如血栓发脓时，有感染的血栓可脱落而成为栓子进入血循环，引起脓毒血症。

❖ 预防方法 ❖

产褥感染可以通过预防而避免发生。

产前

1. 重视孕期卫生，产前2个月内避免性生活和盆浴。

2. 治疗孕期并发症，如贫血、妇科炎症等。

3. 加强营养，适当锻炼，增强体质。规范产前检查，早期发现异常，及时处理。

产后

1. 产后注意卫生，每天早晚刷牙，餐后应用温开水漱口，勤用热水擦身或淋浴（禁盆浴），衣着适度，保持外阴清洁，勤洗衣物及床单等。

2. 产后应有温湿度适宜、安静舒适的休养环境。室温保持在18～22℃、湿度在50%～60%为宜，每日开窗通风至少30分钟，保证空气新鲜、环境整洁。

3.注意休息，适当增加营养，以增强产妇的抵抗力。

4.产后适当活动可有效避免下肢深静脉血栓的形成，同时有利于促进子宫收缩和恢复，利于恶露排出，帮助腹部肌肉、盆底肌肉恢复张力，保持健康的形体，有利于身心健康。

5.产褥期禁止性交，因为在产后这个时期子宫正处于创面出血、易感染的阶段，产后恶露干净需要6～8周，所以产后42天到医院进行妇科检查后确认生殖道完全恢复后才可恢复性生活。而且一旦恢复性交，必须采取相应的避孕措施，以哺乳代替避孕的做法是不可靠的。

二、产后眩晕

有些产妇会出现头晕目眩、胸部憋闷、恶心呕吐、面色苍白、四肢发冷、出汗等症状，严重时会昏倒不省人事。这就是产后眩晕。

❖ 引发原因 ❖

产后眩晕主要有贫血、体虚、低血糖及体位性低血压等几种原因。

贫血

如果确诊为贫血应遵医嘱服用补铁的药物，补铁药物应饭后服用，以免药物对胃部造成刺激。贫血也可通过食疗来治疗，多吃一些营养丰富的热汤类食物；蛋白质、铁、维生素等尽量配合齐全，同时应忌食生冷食物；每天少食多餐为宜，避免引起产妇的胃部不适。

低血糖

如果是低血糖引发的产后眩晕应注意三餐的营养，尤其是早餐。此外，还可随身携带些饼干、糖块、糖水和水果等方便食品，以便一旦出现上述低血糖症状时立即进食，使头晕等低血糖症状得以及时缓解。

体位性低血压

起床或变换姿势时要缓慢，以免造成大脑突然供血不足。洗澡时应避免水温过高，以防血管扩张、血压下降。

❖ 护理方法 ❖

头晕发作时应立即坐下或侧卧休息，必要时到医院请医生给予对症处理。

除此之外，精神疲倦和心理因素等也可引发产后眩晕。因此月嫂要引导产妇注意自身生理、心理变化，加强自我护理。

三、产后脱发

产后脱发大多属生理现象，如不严重的话，无须特殊治疗，通常在半年至 9 个月时间内会自行停止并逐渐恢复；如脱发严重，可在医生指导下对症用药，也会很快恢复。

❖ 预防方法 ❖

保持心情愉悦

在孕期和哺乳期一定要保持心情舒畅，避免精神紧张，因为紧张的情绪只能加重脱发的程度。要认识到产后脱发是一个暂时的过程。不要过度害怕、焦虑，导致精神性脱发。

注意饮食

应加强营养，不能挑食、偏食。多食新鲜蔬菜、水果、动物性蛋白质、海产品、豆类、蛋类等，以满足头发及身体对营养的需要。

❖ 护理方法 ❖

选择适合产妇的洗发用品，定期清洗头发，经常用木梳梳头，或者用手指按摩、刺激头皮，可以促进头皮的血液循环，有利于头发的新陈代谢，加速新发的生长。

四、产后贫血

❖ 引发原因 ❖

产后贫血一般有两方面的原因：一是妊娠期间就有贫血症状，但未能得到及时改善，分娩后不同程度的失血使贫血程度加重；二是妊娠期间孕妇的各项血液指标都很正常，产后贫血是由于分娩时出血过多造成的。

❖ 预防方法 ❖

产妇要避免贫血，最好从孕期开始就预防，注意饮食等，保证在孕期不发生贫血。如果在怀孕时就检查出贫血，应该及时找医生咨询、治疗，遵医嘱按时服用补铁药物。孕期应常吃含铁丰富的食物，如动物血、肝脏及红肉，有助于孕妇在孕期能量的摄取和铁的补充。如果孕期贫血特别严重，应该及时去医院就诊，防止并发症的发生。

◆ **护理方法** ◆

了解产妇分娩过程的出血量,叮嘱产妇下床活动时不要起床过猛,以免因贫血造成眩晕摔倒,首次下床要注意搀扶。

此外,要注意给产妇增加高蛋白饮食,提醒产妇定期复查血液指标情况,及时发现贫血,及时治疗。

五、产后尿失禁

产妇在咳嗽、打喷嚏、负重站立等情况下,小便不能控制,溢出少量尿液,即为产后尿失禁。

◆ **引发原因** ◆

产后尿失禁一般属于压力性尿失禁。

分娩过程中,胎儿先露部通过产道,使盆底韧带和肌肉产生过度伸张,特别是初产妇及手术助产,可直接损伤盆底软组织。产后体力劳动、持续性咳嗽、便秘等均为增加腹压的因素,可影响盆底组织恢复,使盆底组织松弛,导致尿道相对变短而宽,泌尿生殖隔及浅层肌肉损伤如会阴深Ⅱ度裂伤可影响尿道外括约肌的功能,由于这些因素的作用,容易发生产后尿失禁。

◆ **预防方法** ◆

1. 怀孕时要科学控制体重,以避免对骨盆底造成太大的压力。
2. 产前适当做盆底肌功能锻炼,以增强骨盆底肌肉的强度。

◆ **护理方法** ◆

指导产妇可在产后做"凯格尔骨盆底运动(Kegel)",在产后第3天就可进行,产后42天可到产科门诊进行盆底康复治疗。

"凯格尔骨盆底运动"又称缩肛运动，是指夹紧肛门、尿道口及阴道周围肌肉，阴部有被紧缩提起的感觉，如此反复收缩与放松的动作，强化盆底肌肉改善尿失禁，促进阴道收缩。简单方便的骨盆底肌肉运动，站、立、卧三种体位均可进行。产后可以每天有效地自我训练，包括以下步骤：收缩臀部的肌肉向上提肛。紧闭尿道、阴道及肛门，感觉如尿急，需要憋尿的动作。保持骨盆底肌肉收缩5秒钟，然后慢慢地放松5～10秒后，重复收缩。运动的全程，照常呼吸、保持身体其他部分的放松。可以用手触摸腹部，腹部肌肉不应有紧缩现象。

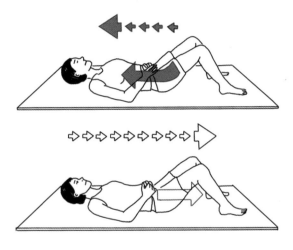

凯格尔骨盆底运动（卧位图示）

六、产后便秘

❖ 引发原因 ❖

由于腹肌及盆底肌肉松弛，腹压降低，加之产妇虚弱，不能依靠腹压来协助排便。同时，产妇产后卧床，活动减少，肠蠕动减弱，不易排便。此外，分娩时进食少，产后饮食缺乏粗纤维，害怕会阴伤口疼痛，也会引起便秘。

❖ 预防方法 ❖

产后应尽早下床活动，一般顺产后 6～8 小时产妇可坐起，在床上翻身，产后 24 小时后可下床活动，下床时注意有人搀扶，防止跌倒。

用手掌围绕肚脐进行顺时针按摩，可促进肠蠕动和恶露排出。

❖ 护理方法 ❖

每日叮嘱产妇多饮水，促进肠蠕动，有利于大便排泄。每日可喝两杯酸奶。食用果胶含量多的水果，如苹果、香蕉、梨、柑橘等，可软化大便，减轻症状。多吃纤维多的食品如红薯、芹菜等。

若便秘严重，通过产妇自我调理无法缓解时，可在肛门塞入开塞露或甘油，局部润滑通便。

七、产后盗汗

产妇在宝宝出生后的几天内，比其他人要更容易出汗，这是正常现象。产后盗汗是产后出汗的一种，主要表现为睡眠时出汗，而醒来后出汗停止。实际上，产后盗汗是非常常见的。在产后一周左右内的盗汗，因皮肤排泄功能旺盛，会排出大量汗液，以夜间睡眠和初醒时更明显，属生理性产后盗汗。

产妇在整个月子期间，尿量和出汗量都会增加，这是由于产后机体在进行自我调节，属于正常的分娩后现象，随着产后天数的增加会慢慢好转。

❖ 护理方法 ❖

1. 室内温度不要过高,室温保持 22～24℃,要适当开窗通风,保持室内空气流通。

2. 产妇穿盖要合适,不要穿戴过多,盖的被子不要过厚,出汗多时用干软毛巾随时擦干身上的汗水,有条件者每天淋浴或用温热水擦浴。洗澡完毕后立即擦干,以免着凉。

3. 勤换内衣裤,衣服穿着舒适,以棉质为主。

八、产后痔疮

❖ 引发原因 ❖

1. 产后痔疮多是妊娠期痔疮的遗留问题。妊娠期因胎儿增大压迫直肠,使直肠肛门的静脉回流发生障碍,引起痔静脉曲张而形成痔疮。

2. 分娩可造成肛门局部的痔静脉回流障碍,引起痔疮。

3. 分娩后由于卧床较久,排便无力,使粪便在肠道中滞留时间过久变得高度硬结,排便时容易使肛门受伤引起痔疮。

❖ 预防及护理方法 ❖

1. 引导产妇多喝水,产后尽早活动。勤喝水、早活动可增加肠道水分,增强肠道蠕动,预防便秘。

2. 产妇的饮食中一定要搭配芹菜、白菜等富含膳食纤维的食品,这样消化后的残渣较多,大便时易排出。除了多加蔬菜,还要适当补充一些增加胃肠蠕动的食物,如蜂蜜、酸奶、水果等。少食辛辣、精细食物。

3. 勤换内裤、勤洗浴。不但可以保持肛门清洁,避免恶露刺激,还能促进该部位的血液循环,消除水肿,预防外痔。

4.引导产妇早排便,尽快恢复产前的排便习惯。一般3日内一定要排一次大便,以防便秘。

5.提醒产妇平时注意不要久坐久立,既要卧床休息,又要保持一定的活动量,散步、产后康复操均可。每天晨起做适当的提肛动作,养成定时排便的习惯。

第五单元

新生儿的喂养

一、母乳喂养

❖ 早吸吮，早开奶 ❖

出生后 60 分钟以内让新生儿吸吮母亲的乳房，可刺激乳汁早分泌，早吸吮，早开奶。延长母乳喂养的时间。

早开奶的好处：

（1）帮助子宫收缩，减少母亲产后出血。
（2）让婴儿得到第一次免疫剂，少生病。
（3）促进新生儿肠蠕动，利于胎便排出，减轻新生儿黄疸。
（4）增进母子感情。

❖ 指导产妇正确哺乳 ❖

正确的哺乳姿势

（1）母亲应抱紧婴儿贴近自己，让婴儿的头和颈得到支撑；
（2）保证婴儿的头与身体呈一直线；
（3）婴儿面向乳房，鼻子对着乳头；
（4）母亲还应托住婴儿的臀部。

母乳喂养常见哺乳姿势有环抱式、摇篮式、卧式、交叉式 4 种，以产妇自己感到舒适为宜。剖宫产术后和顺产第一天适合卧式哺乳。

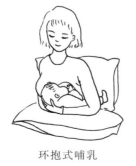

环抱式哺乳

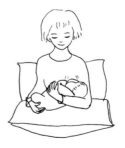

摇篮式哺乳

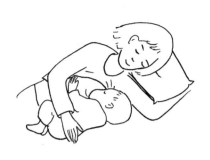 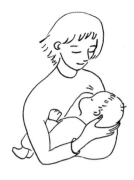

卧式哺乳　　　　　　　　　交叉式哺乳

正确的托乳姿势

（1）食指支撑着乳房基底部，靠在乳房下的胸壁上；

（2）大拇指放在乳房的上方，"C"字形托起乳房；两个手指可以轻压乳房改善乳房形态，使婴儿容易含接；

（3）托乳房的手不要太靠近乳头处。

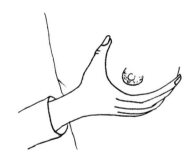

正确的含接姿势

（1）新生儿嘴张得很大；

（2）下唇向外翻；

（3）舌头呈勺状环绕乳晕；

（4）面颊鼓起呈圆形；
（5）新生儿口腔上方有更多的乳晕；
（6）慢而深地吸吮，有时突然暂停；
（7）能看到或听到吞咽。

正确的含接姿势有四点最重要：含接应含住大部分乳晕而不是乳头；孩子吃饱后自然放松乳房，自然离乳；如果含接姿势不正确，应重新调整姿势；应轻压宝宝下巴，待宝宝自然松嘴后，再拔出乳头，防止乳头皲裂。

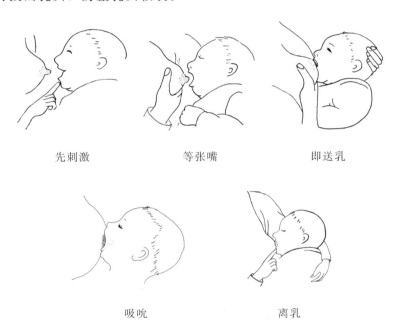

先刺激　　　　　等张嘴　　　　　即送乳

吸吮　　　　　　离乳

❖ 如何让宝宝有效吸吮 ❖

如果宝宝在最初1~2周不能有效吸吮，妈妈可以进行以下处理：

（1）挤出乳汁，喂哺宝宝，挤奶有助于保持乳房柔软，使宝宝容易含接到乳晕，并有利于维持泌乳。妈妈不应使用奶瓶，因为奶瓶可能导致宝宝出现乳头错觉，从而难以接受妈妈的乳房。

（2）将少量乳汁直接挤到宝宝口中，宝宝能够马上吃到乳汁，缓解了挫败感，会更愿意试着去吸吮。

（3）让宝宝频繁地接触妈妈的乳房，妈妈应不断地与宝宝进行皮肤接触，让宝宝试着自己去含接乳房。

❖ 按需哺乳 ❖

只要新生儿饥饿或母亲奶胀就哺喂新生儿，喂奶间隔时间和持续时间没有限制。

新生儿胃容量很小，母乳喂养不限量也不限次，尤其在妈妈开奶前，要尽量让新生儿多吸吮，只要妈妈奶胀了或宝宝饥饿了就让宝宝吸吮。宝宝饥饿的表现有：主动张开嘴，寻找乳房；发出吸吮动作或响声；咂嘴唇、伸舌头；吃手；转头或寻找乳头；哭闹等。

❖ 怎样判断新生儿是否吃饱 ❖

（1）最可靠的成长标志是宝宝体重充分增长，出生后7～10天体重应恢复至出生体重，平均每周增加110～200克，1个月后增长600克以上。

（2）吃足奶的宝宝到出生第四天以后每日排尿6次以上。尿色清亮，无色。

（3）奶水吃得多，排便也会增加。3～4天后大便颜色应从墨绿色胎便逐渐变为棕色或黄色。

（4）乳房的变化。哺乳前乳房饱满，哺乳后变软。如果喂哺过程中乳房一直充盈饱满，说明宝宝吸吮无效。

（5）宝宝吃饱后会自己放开乳房，表情满足，表明乳汁充足。

前奶和后奶

在母乳喂养时，婴儿先吸出的奶叫做前奶，外观比较清淡、稀薄。前奶中水分含量较大，另外，含有丰富的蛋白质、糖分、维生素和免疫球蛋白等。

前奶以后的奶叫做后奶,外观呈白色,比较浓稠。后奶中含有大量的脂肪、蛋白质和乳糖,提供婴儿发育所必需的能量。

如果说前奶含有大量水分是给婴儿解渴,那后奶中大量的脂肪就是给婴儿解饿。

所以,如果妈妈在一侧乳房上哺乳时间过短,没有让宝宝充分吸空一侧乳房,就将乳头从宝宝口中拔出换另一侧乳房,会导致宝宝不能得到充足的后奶而频繁饥饿。

❖ 处理新生儿吐奶、溢奶 ❖

哺乳后奶从宝宝嘴角一点一点流出来,这种情况叫做溢奶,随着月龄的增长,溢乳会自然消失。只要宝宝身体健康就不需要担心。如果宝宝是"咕"的一下吐出来,很可能是在打嗝。

宝宝在6个月以前,吃完奶以后家长都要先帮他把嗝拍出来,这非常重要。在新生儿阶段,只要摩擦他的后背他就能把嗝打出来了。两个月大的宝宝自己应该开始会打嗝了,这时只要将他竖着抱起20~30分钟,轻轻拍打他的后背即可。

拍完嗝后如果要将宝宝放下,尽量不要让他平躺,而是用毛巾将宝宝上身稍微垫高一点,宝宝就不容易把奶吐出来了。

如果每次吃完奶宝宝都吐得很厉害,像喷水一样,体重不但没有增加,反而减轻,就应该及时到医院就诊。

❖ 为新生儿拍嗝 ❖

(1)哺乳后应将宝宝轻轻抱起,头靠在妈妈肩膀上,用手摩擦或轻拍宝宝的背部,使胃内空气排出,或竖立10~20分钟,再放到床上。

(2)当宝宝面朝自己的时候,要注意妈妈的身体不要堵住宝宝的口和鼻。

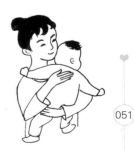

为新生儿拍嗝

（3）宝宝喝完奶后不要用力摇晃宝宝，剧烈的摇晃容易让宝宝眩晕，严重者甚至会对脑组织造成伤害，产生"婴儿摇晃症候群"的症状，毕竟宝宝的脑部器官仍相当脆弱，摇晃太剧烈，很可能有脑出血的危险。

❖ 扁平乳头或凹陷乳头如何哺乳 ❖

妈妈要清楚，宝宝吃到乳汁不是靠单纯的吸吮乳头，而是需要将乳头和乳晕下面大部分乳房组织含进嘴里，形成一个"长奶嘴"，乳头仅占此"奶嘴"的1/3。乳头的伸展性比乳头的长短、形状更为重要。

（1）乳头扁平或者凹陷在孕期不需要进行任何纠正，因为在孕期给予干预没有帮助，在分娩后能够自动改善。因为在分娩后1～2周，乳房受到雌激素的影响，乳头和乳晕会变软，乳房的伸展性会加强。

（2）妈妈一定要有信心，并找专业人员指导。

（3）分娩后立即让妈妈与婴儿进行皮肤接触，尽早开奶。在分娩的第一天，乳房尚未充盈之前，应尽早吸吮。

（4）宝宝的吸吮有助于妈妈的乳头向外牵拉。宝宝的正确含接部位不仅是乳头，还包括乳晕，当宝宝吸吮时，会把乳头整个向外拉。

（5）让妈妈与宝宝进行更多的皮肤接触，让宝宝自己寻找乳房，只要宝宝有兴趣，就让宝宝自己试着去含接乳房。

（6）妈妈哺乳时，要摆好宝宝的正确体位，以便正确含接。

（7）妈妈尝试不同的喂哺姿势，使宝宝更容易含接。

（8）妈妈在哺乳前也可以用手牵拉刺激乳头，或是用乳头吸引器使乳头凸起，以利于宝宝含接。

❖ 乳房大小与奶量无关 ❖

妈妈乳房的大小与乳房制造奶水的量无关。

虽然乳房的奶水容量与乳房大小相关，但区别仅在于容量较大的妈妈可以比容量少的妈妈喂奶次数少，大部分妈妈都有能力制造超过她的宝宝所需要的奶水。

❖ 哺乳之前要清洁，而不是消毒 ❖

乳房表面及乳头含有宝宝所需的有益菌，所以不用频繁地清洁乳头及乳房，只有在妈妈觉得出汗较多及外出的情况下清洁乳头及乳房就可以了，如果用清洁剂反而会清除掉有益的细菌。

❖ 母乳喂养是否需要喂水 ❖

6个月内纯母乳喂养的宝宝不需要额外喂水。

水是人体的重要组成成分，所有的物质代谢和生理活动都需要水参与。水对宝宝尤为重要，婴儿体内含水占体重70%～75%，比成人的比重高，而且婴儿代谢旺盛，对水的需要量相对较多。母乳中含有80%的水分，能充分满足宝宝对水的需要。

二、混合喂养和配方粉喂养

❖ 混合喂养的具体方法 ❖

母乳确实不足时，混合喂养是最佳选择，要先喂母乳再喂配方奶、夜间最好母乳喂养。也就是说，尽量多喂母乳，不足的部分用配方奶补充。

混合喂养的方法有两种：补授法和代授法。

补授法：补授法是指每次哺乳前先进行母乳喂养，当喂完母乳后，接着补喂一定量的代乳品。其好处是可以避免新生儿在先吃了配方奶后，因为没有饥饿感、不愿意吸吮母乳而导致母乳分泌进一步减少，这样宝宝每日吸吮妈妈乳房的次数照常，乳房按时接受刺激，利于乳汁的分泌，这种方法多用于6个月内的宝宝。

代授法：即母乳与奶粉代乳品轮流间隔哺喂，一次纯母乳喂养，一次人工喂养。这种方法减少了宝宝对妈妈乳房的吸吮刺激次数，因此会减少母乳分泌，多用于月龄大于6个月的宝宝，这时可以逐渐使用代乳品、辅食过渡，为日后的断奶做准备。

母乳的冷冻

6个月内的宝宝如果妈妈因为工作不得不与宝宝分开时，建议妈妈日间将母乳吸出冷冻储存，下班后带回家再为宝宝哺喂。母乳储存时将母乳置于无菌的储奶袋内，尽快排出储奶袋内的空气，封闭后冰箱冷冻保存。

冷冻后母乳可以保存3～6个月。

使用前将冷冻母乳放于冷藏室内，待完全变成液体再用温水温热。

冷冻后的母乳只能解冻一次，不要重复加热使用，所以冷冻母乳最好小包装储存。

混合喂养最容易发生的情况就是放弃母乳喂养。母乳喂养，不单单对母婴身体有好处，还对宝宝的心理健康有充足的益处，母乳喂养可以使宝宝获得充足的母爱。

所以母亲不要因母乳不足从而放弃母乳喂养，至少坚持母乳喂养宝宝6个月后再完全使用代乳品。

❖ 喂养时间安排 ❖

宝宝如果是母乳喂养，喂养时不限制入量也不限制时间间隔，只要妈妈奶胀了，或者宝宝有喂养需求就可以给宝宝喂养。

如果宝宝是人工配方奶喂养，需要间隔2～3小时进行喂养，不要时间间隔太短，避免造成孩子胃肠及肾脏负担过重。

❖ 人工喂养怎样计算喂奶量 ❖

人工喂养的宝宝前3天奶量以20毫升、30毫升、40毫升这样的幅度递增,每3小时哺喂一次,以后根据宝宝的实际情况逐渐增加,如果宝宝在哺喂后能坚持3小时后再次饥饿,说明上一次是喂饱了,反之则需要酌情增加。

两周后的婴儿可以按照每日每公斤体重150～200毫升的奶量给予哺喂。当然每个宝宝的胃容量不同,消化吸收功能不同,对代乳品的接受程度不同,所以奶量也会有些差异。

❖ 如何正确冲调配方奶粉 ❖

1. 冲调奶粉前需洗净双手。

2. 冲调时要先放水再放奶粉,建议使用煮沸后的白开水,冷却至70℃后使用。

3. 奶粉用量要遵照配方奶的说明要求,每种品牌的配方奶配制比例不同,量勺量取后用刮勺刮平,不可过多也不可过少。

4. 奶液配好后轻轻摇匀,哺喂前先在手腕处滴几滴奶液测试温度,当成人感觉温热时即可。

5. 配方奶尽量现配现用,一次未食用完的配方奶室温下可放置2小时,2小时内再次食用时使用水温加热;如果要一次性配制多瓶,需要配制后加盖放冰箱冷藏保存,并要在24小时内用完。

6. 不要使用微波炉加热奶液,微波炉加热会使奶液受热不均造成宝宝口腔烫伤,也不要将宝宝吃剩的奶液持续放在温奶器上加热,以免造成奶液变质。

7. 奶具使用后要及时清洁消毒备用。

❖ 配方奶粉的存放 ❖

1. 建议在室温下通风、干燥、避光处存放配方奶粉。
2. 每次用后及时密封。
3. 不建议放入冰箱冷藏保存粉剂配方奶，因冰箱内潮湿环境易使配方奶粉受潮、结块、变质。
4. 配方粉开启后要在1个月内食用完。
5. 开封后的配方奶粉使用原包装奶粉桶包装，不要使用透明瓶罐分装，因为光线照射会破坏配方奶粉中的维生素等营养成分。

❖ 奶具的准备与消毒 ❖

奶具材质

奶具一般分为玻璃和塑料材质两种，玻璃奶瓶耐高温180℃，瓶身不易着色，建议小宝宝或在家中时使用；塑料奶瓶分为PPSU和PP材质两种，PPSU奶瓶耐高温180℃，建议6～8个月更换一次，PP奶瓶耐高温120℃，建议3～4个月更换一次。建议8个月以后的宝宝或外出时使用塑料奶瓶。

奶瓶刷的选择

根据奶瓶的材质选择不同材质的奶瓶刷。玻璃奶瓶建议使用尼龙刷头或硅胶刷头，塑料奶瓶建议使用海绵刷头或硅胶刷头。

根据清洗的部位不同，建议奶嘴刷以及奶瓶刷分开配合使用。

清洗奶具时使用宝宝专用的奶瓶清洁液，除注意瓶身的清洗外，瓶颈螺旋等处也要注意仔细清洁。

如何清洗奶嘴

清洗奶嘴时要先把奶嘴翻过来，用奶嘴刷仔细刷干净。如果奶嘴上有凝固的奶渍，则可以先用热水泡一会儿，待奶渍变软后再用奶嘴刷刷掉。靠近奶嘴孔的地方比较薄弱，清洗时动作要轻，注意不要让其裂开。

奶具的消毒

由于母乳和配方奶营养丰富，易滋生细菌，宝宝抵抗力较差，如清洁不彻底，不经高温消毒，会增加腹泻、胃肠道感染的机会。因此奶具仅仅清洗干净是不够的，宝宝出生后的奶具每日务必要进行消毒处理。

常用的消毒方法是煮沸消毒、蒸汽消毒、微波炉消毒。

煮沸消毒法：准备一个宝宝专用的消毒煮锅，放入奶瓶（玻璃奶瓶要在冷水时放入，塑胶奶瓶应在水开5~10分钟后放入）装入适量清水（以完全淹没所有奶具为宜），大火烧开，5~10分钟以后再放入奶嘴、瓶盖等塑胶制品，盖上锅盖再煮3~5分钟后关火。等水稍凉后，用消过毒的奶瓶夹取出奶嘴、瓶盖，晾干后备用。

蒸汽消毒法：将彻底清洗干净的奶瓶、奶嘴口朝下放入蒸汽锅中蒸5分钟左右，取出晾凉干燥后备用。

微波炉消毒法：首先奶具要求适用于微波炉消毒，消毒时奶瓶不能盖盖，可将奶瓶中加入七分满的水，奶嘴则放入装有水的容器中并浸在水下，用高火加热1分钟左右即可。

❖ 宝宝不接受奶瓶怎么办 ❖

当妈妈母乳不足需要进行人工喂养或者妈妈需要去工作不得不与宝宝分开时，宝宝需要接受奶瓶喂养，但宝宝已经习惯了吸吮妈妈乳头的感觉，依恋妈妈身上的母乳的味道，往往会拒绝使用奶瓶。宝宝不能接受奶瓶喂养怎么办呢？

（1）对于不接受奶瓶喂养的宝宝，建议妈妈夜间不要与宝宝同床睡，在喂宝宝吃奶时由月嫂或家人抱起，使用奶瓶喂养时妈妈不要在场。

（2）连续几次只使用奶瓶喂养，不要宝宝一拒绝奶瓶就用母乳喂养补偿。

（3）也可在宝宝昏昏欲睡时尝试使用奶瓶喂养。

（4）还可以选择在宝宝愉悦时抱抱、摇摇、亲亲宝宝，趁宝宝很愉悦时尝试将奶嘴放进他嘴里，千万不要在宝宝哭闹或生病时急于替换奶瓶喂养。

（5）奶具选择也很关键，尤其是奶嘴的选择。要选择柔软乳头状的奶嘴，奶嘴的孔径要和宝宝的月龄匹配。

让宝宝接受奶瓶是一个循序渐进的过程，需要逐步训练，妈妈千万不要着急，要有足够的耐心，宝宝的适应能力都很强，一定会接受奶瓶喂养的。

配方粉喂养需要喂水吗

人工喂养的新生宝宝两顿奶之间要不要喂水没有一定之规。只要配方奶的浓度严格按照说明书要求进行配制，乳品中的水分也能满足宝宝的需要，所以一般情况下新生宝宝不用再额外补充水分。

如果在炎热的季节里，环境温度高，宝宝有口渴的表现、体温升高、皮肤出现汗疱疹、尿色黄、尿量少时可在两顿奶之间喂水，每日2~3次即可。

如果宝宝拒绝，不要强迫宝宝喝太多水。也不要给新生宝宝喂糖水，宝宝进食糖水后会因为糖水的口感好而不爱喝奶，糖水会使宝宝饥饿时间延长，减少乳品的摄入，长时间会造成宝宝营养不良。

三、早产儿的喂养

❖ 早产儿更要坚持母乳喂养 ❖

早产儿更要坚持母乳喂养,母乳中的营养成分和免疫物质是任何代乳品所不能比拟的。但早产儿生长发育快,需要更多的能量供应,母乳中的能量不能慢于早产宝宝生长发育的需要,所以早产宝宝要在母乳喂养的基础上制定自己的喂养方案。

在住院期间一般使用母乳加母乳强化剂或院内专用配方,使宝宝达到宫内生长速率;出院后使用母乳加母乳强化剂或出院后专用配方,帮助实现宝宝的追赶性生长。

此方案应用至校正宝宝月龄3个月到6个月。母乳添加剂每次现配现吃,以免造成胃肠不耐受。理想的目标是所有生长参数(包括体重、身长和头围)均达到校正月龄的第25百分位,即可转换为纯母乳或婴儿配方奶喂养。

❖ 早产儿喂养细节 ❖

早产儿各项功能尚未成熟,喂养早产宝宝需要更多的细心及耐心,喂养时注意观察宝宝的面色、呼吸、吸吮力、吞咽协调性等。

如果发现早产儿吸吮无力,吸奶节奏缓慢,就应适当地活动一下宝宝。一般是用手轻轻揪搓耳朵,也可以改变一下抱姿,或有意将奶头从宝宝嘴中抽出等,以此唤起宝宝的兴奋,使其继续吃奶。如果仍不能唤醒宝宝,就不必勉强,让他安然入睡,可视宝宝的需要将下次喂奶的时间提前。

如果早产儿在喂养时呼吸暂停同时面色转暗,则立即停止喂养,同时拍打宝宝背部刺激呼吸。待宝宝呼吸频率正常、肤色正常后再继续喂养。每次喂完奶后,要将宝宝竖着抱起来,头斜靠在大人肩上,轻轻拍打背部,让宝宝打嗝,以便将吃奶时吸入的空气排出。稍后将宝宝放下,垫高上半身,斜坡放置,并向右侧卧,以防止溢奶呛入气管。

第六单元

新生儿的日常生活护理

一、睡眠

❖ 睡眠环境 ❖

1. 新生儿居室的室温以 18～22℃ 为宜，在寒冷的冬季要注意居室保暖，如果室温过低容易引起新生儿硬肿症。夏季炎热时，注意室内通风，使用电风扇和空调时要注意不要直接对着宝宝吹，空调不宜制冷温度太低或长时间开放。

2. 宝宝居住的环境，湿度以 50%～60% 为佳。过于干燥的空气会使宝宝呼吸道黏膜变干，抵抗力低下，也可发生呼吸道感染，故需注意保持室内一定的湿度。

3. 宝宝睡觉时的房间内光线要适度，不可太亮，以免刺激宝宝的眼睛。

❖ 哄睡技巧 ❖

1. 抱着宝宝哄睡时，要离宝宝睡觉的小床尽量近一点。距离小床越远，宝宝在梦中醒来的机会就越大，所以，要尽可能在靠近小床的地方给宝宝喂奶或哄宝宝入睡。

2. 建议宝宝睡觉的小床放在妈妈睡觉的床边或母婴同床，这样有助于亲子关系的形成。妈妈要保持与宝宝的接触。如果突然离开妈妈的怀抱，新生儿很容易发生惊跳，然后就醒过来。

3. 妈妈在放下宝宝的同时，轻轻地拍着宝宝的手臂或者脚，等宝宝睡稳之后，仍要将手留在宝宝身上待一会儿，也可以唱歌或是说一些有节奏的词语给宝宝听，也可以妈妈跟宝宝一起休息一会儿，有妈妈在身边，宝宝会感到很有安全感，可以延长睡眠时间。

❖ 睡姿 ❖

睡姿直接影响到新生儿的生长发育和身体健康，不建议睡姿固定不变，而是应该经常变换体位，更换睡眠姿势。

1. 新生儿出生时保持着胎内姿势，四肢仍然屈曲，为了帮助他们把产道中咽进的一些水和黏液流出，在生后 24 小时以内，仍要采取侧卧位。侧卧位睡眠既对重要器官无过分地压迫，又利于肌肉放松，万一宝宝溢奶也不致呛入气管，是一种应该提倡的新生儿睡眠姿势。而且由于新生儿贲门括约肌尚未发育完全，容易溢奶，所以喂奶后要保持侧卧位，防止溢奶后误吸。

2. 新生儿的头颅骨缝还未完全闭合，如果始终或经常地向一个方向睡，可能会引起头颅变形。例如长期仰卧会使孩子头形扁平，长期侧卧会使孩子头形歪偏，这都影响外观仪表。正确的做法是经常为宝宝翻身，变换体位，更换睡眠姿势。需要注意的是，吃奶后要侧卧不要仰卧，以免吐奶。

3. 左右侧卧时要当心不要把小儿耳轮压向前方，否则耳轮经常受折叠也易变形。

4. 无论采取哪种睡姿，宝宝舒服最重要。但不要因为怕新生儿睡不踏实而长时间搂抱新生儿入睡，这样做不利于宝宝脊柱的发育，而且也存在安全隐患。

5. 保证宝宝头部周围空间要宽敞，不能有手绢、毛巾等杂物，以防宝宝窒息的发生。

❖ 睡眠时间 ❖

新生儿每天的睡眠时间约为 20 小时；
2 个月的婴儿每天睡眠时间约 18 小时；
4 个月时每天约睡 16 小时；
9 个月时每天约睡 15 小时；
1 周岁左右，每天睡 13～14 小时就可以了。

❖ 避免新生儿昼夜颠倒 ❖

应该让宝宝将日夜区别清楚。

具体方法是：白天不必刻意弄暗室内光线，或降低音量。当宝宝醒来时，逗一逗宝宝，让宝宝兴奋起来。该喂奶时，如果宝宝还不醒，可以帮宝宝脱掉衣服，抚弄宝宝的脸，或是挠挠宝宝的脚心，也可以跟宝宝说说话或用玩具刺激宝宝的反应。

到了夜晚，给宝宝固定的睡眠暗示，每次睡眠前都做相同的事情，做完就让宝宝睡在床上。例如，先给宝宝洗一个热水澡，然后给他喂奶、换尿布。每天坚持这么做，以后每次做这些事情的时候就会有一个暗示传递给宝宝——"我该睡觉啦"。若宝宝夜里醒来，也不要逗宝宝，只开一盏夜灯，宝宝吃奶后轻轻拍他入睡。

解决宝宝日夜颠倒的问题需要一个过程，家长应耐心。

❖ 新生儿要不要睡枕头 ❖

新生儿生理弯曲尚未形成，其脊柱是直的，平卧时背和头部在同一个平面上。而且新生宝宝的头相对比较大，几乎与肩同宽，所以侧卧也很自然，不需要垫枕头。

二、洗澡

❖ 洗澡前的准备 ❖

时间：喂奶前，或者喝奶1小时后。

室温：25～28℃。

水温：38～41℃，使用水温计或用手腕内侧试温。

用物：宝宝专用浴盆、浴巾、小毛巾、衣服、纸尿裤、洗发水、沐浴液、护臀霜、酒精、棉签等。

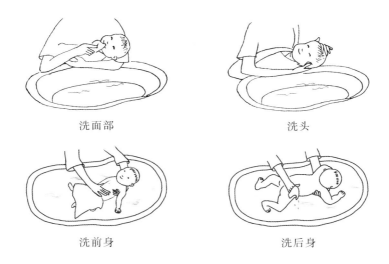

洗面部　　　　　　　　洗头

洗前身　　　　　　　　洗后身

❖ 洗澡的方法 ❖

面部：将宝宝包裹好抱在怀中，用湿毛巾各取一角，分别擦拭宝宝的眼睛、耳朵、鼻子与嘴巴。

头部：清洁完宝宝的脸部后，再洗宝宝的头发，注意要以拇指、中指分别压住宝宝的双耳，以防耳内入水，以另一手涂抹洗发水，轻轻搓洗，再以清水冲洗后用毛巾擦干。

前身：头发洗完后，脱掉宝宝的衣服或包单，让宝宝的头枕在妈妈的手臂上，妈妈一手横过肩后固定于宝宝腋下，将其身体浸在水中，洗宝宝的前身。先以手掌沾水，轻拍前胸，让宝宝适应水温，再用沐浴液清洗前胸、上肢、腹部、下肢正面、生殖器。

后身：将宝宝翻过来清洗后背，一手横过胸前，固定于宝宝腋下，依序清洗背部、臀、下肢背面。

洗完后，要迅速用浴巾包住宝宝，避免受凉。认真检查宝宝皮肤皱褶处，用毛巾蘸干水分。

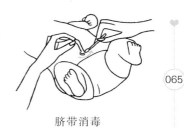

脐带消毒

特别注意：宝宝脐带未脱落前，沐浴后必须进行脐带护理。方法是：以无菌棉棒蘸75％酒精自脐根部由内向外做环形消毒。

❖ 哪些情况下不能给新生儿洗澡 ❖

不愉快的洗澡体验会导致宝宝抗拒洗澡。若宝宝情绪不好或身体不适时不要强求让宝宝洗澡，应尽量营造一个美好的亲子沐浴时光。

在宝宝吃奶后的半小时内不要给宝宝洗澡，防止宝宝吐奶。

三、新生儿的衣物

❖ 新生儿穿多少衣服 ❖

新生儿的衣服不能穿太多，也不能穿太少，家长应根据以下方面判断。

手：观察新生儿是否太冷或太热的第一步可先从手开始。若是穿得过少，小手的温度一定会比正常体温低。家长可以摸摸宝宝的四肢有没有凉意，或身体各部位有没有开始出汗，再根据实际状况为宝宝增减衣物。

脸：若新生儿出现红红的苹果脸，这就表示穿得太多了，家长应适当为宝宝减少一些衣服。

体温：由于新生儿体温调节中枢发育不完全，穿得太多会出现体温上升；穿得太少会出现体温下降甚至寒战。

❖ 穿脱衣服的方法 ❖

新生儿身体柔软，动作发展得又不够协调，给他们穿脱衣服有一定的难度，必须注意方法，以免伤着孩子。同时室内温度要适宜，整个过程要注意保暖。

脱衣服：

1. 让宝宝平躺在床上。

2.先脱下裤子或尿布，再脱上身的外衣及内衣等；如果是套头的衣服，要先脱下袖子，然后将衣服卷成一个圈，撑着领口从前面穿过婴儿的前额和鼻子再穿过头的后部脱下。

3.换好干净的尿布或一次性的尿裤。

穿衣服：原则是先穿上衣再穿下衣、先穿内衣后穿外衣。如果是套头衣服，则要先将衣服卷成一个圈撑着领口，先从脑后向前面套下来，注意别碰到孩子的前额及鼻子，然后再穿袖子。

❖ 包裹新生儿的方法 ❖

1.把四方形的包被反折一个角，把新生儿仰放在包被上，新生儿的肩与包被的反折线保持在一条线上。

2.将新生儿一侧手臂放下，提起包被的一角，包住这一侧的肩膀，绕过新生儿身体，将包被压在新生儿身体下。

3.将包被的底端向上折叠，最后将另一侧包被包着肩膀折向对侧，并把包被压在新生儿身下。

注意：包在包单里面的双下肢应处于自然放松弯曲状态，不要包得太紧。有的父母担心双腿没有被绑直会不会长成八字脚或罗圈腿，其实这种担心是多余的。因为腿的变形是佝偻病的后遗症，和新生儿时期的捆绑是没有关系的。恰恰相反，如果绑得太紧，宝宝活动受限，容易疲劳，而且绑的时间长了会导致血液循环不畅，影响他们的生长发育。

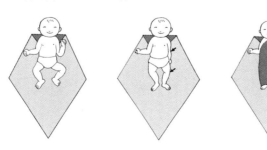

包裹新生儿的步骤图

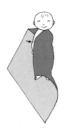 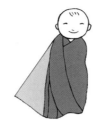 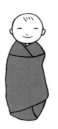

包裹新生儿的步骤图

❖ 怎样正确抱起新生儿 ❖

抱新生儿可分为三步：手放头下、抱屁股、撑起头。

第一步：把一只手轻轻地放到宝宝的头下，用手掌包住整个头部，注意要托住宝宝的颈部，支撑起宝宝的头部。

第二步：稳定住头部后，再把另一只手伸到宝宝的屁股下面，包住宝宝的整个屁股，力量都集中在两个手腕上。

第三步：这个时候，就可以慢慢地把新生儿的头支撑起来了。

注意，一定要托住宝宝的颈部，否则他的头会后仰，3个月前的新生儿颈部力量很弱，还无法支撑自己的头，所以妈妈在抱起和放下宝宝的过程中，应始终注意支撑着他的头。

四、新生儿身体护理

❖ 脐带护理 ❖

脐带是细菌入侵的门户，如不精心护理，可能导致新生儿脐炎，严重者甚至导致败血症。家长应高度重视脐带的护理。

新生儿脐带应每日用75%酒精消毒1～2次，每次消毒2～3

遍。应注意：

1.适量蘸取酒精，从脐带的根部由内向外做环形消毒，如消毒后脐窝有残余酒精，请用干棉棒擦干；

2.注意脐窝深部及缝隙处的消毒；

3.消毒时应注意观察，若脐周红肿、分泌物有异味应及时到儿科就诊；

4.脐带快脱落时会有少许血性分泌物，坚持消毒即可；

5.脐带正常脱落后应继续每日用无菌棉棒蘸取75%医用酒精消毒脐窝，直至脐部完全干燥、无分泌物后停止。

❖ 眼部护理 ❖

1.宝宝要有自己的专用脸盆和毛巾，并定期消毒。

2.不可以用成人的手帕或直接用手去擦宝宝的眼睛。

3.给宝宝清洗眼部的时候，应用小毛巾的不同的角分别清洗两只眼睛，并从内眼角向外眼角轻轻擦拭。

4.平时也要注意及时将分泌物擦去，如果分泌物过多，可用消毒棉签或干净的毛巾清理。

❖ 耳部护理 ❖

1.使用质地柔软的小毛巾对宝宝耳郭外侧及内面进行擦拭。

2.如果宝宝因溢奶致使耳部被污染，家长要及时用棉球蘸适量温开水将其擦干净。

3.千万不要轻易对宝宝的耳垢进行清理，以免伤到耳道，耳垢大多会自然排出耳外。

❖ 鼻腔护理 ❖

1.家长要经常注意观察宝宝的鼻孔，及时为他清理鼻垢和鼻涕，清理时要用手将宝宝的头部固定好，用棉签在鼻腔里轻轻转动以清除污物，但是不要伸入过深。

2. 遇到固结的鼻垢和鼻涕，不可硬拔、硬扯，而应设法软化后取出，在操作过程中切不可碰伤宝宝的鼻腔黏膜。

❖ 臀部护理 ❖

臀红是新生儿护理中最常见的问题。新生儿尿便次数多，臀部长时间受尿液浸泡，便后不用清水冲洗臀部，尿布透气性能差，这些都会造成并加重臀红。

1. 预防臀红的办法是，宝宝大便后，及时清洁臀部。
2. 使用透气性能好的尿布，不能在宝宝臀下铺塑料布。
3. 掌握宝宝排便规律，及时更换尿布。
4. 一旦发现臀红，每次为宝宝清洁臀部后，用鞣酸软膏涂抹。
5. 保持臀部的通风干爽是治疗臀红和尿布疹的关键。

❖ 更换纸尿裤的步骤 ❖

1. 垫好新的纸尿裤，铺开后竖起内侧的竖边，将新的纸尿裤垫在小屁屁下面，注意后半部分垫在宝宝的腰部至肚脐以上位置；
2. 松开使用过的纸尿裤；
3. 家长一手轻握宝宝的两只脚腕轻轻将屁股抬起，将屁股擦干净后抽出使用过的纸尿裤；
4. 替换新的纸尿裤，注意保持两侧褶边竖起状态，将纸尿裤提到肚脐上边，包住屁股；
5. 贴好腰贴，一边按下纸尿裤边缘，一边贴腰贴，贴腰贴时要注意左右对称。按下腰贴后，从腰贴根部轻轻往上拉，则不易错位；
6. 调整大腿根部的褶边，用手指顺着大腿根部捋一圈，让纸尿裤和屁股贴合。褶边不往内折则不易外漏。

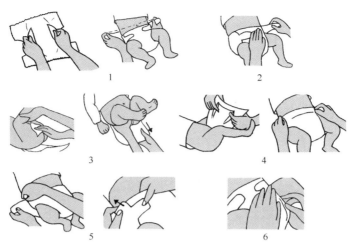

更换纸尿裤步骤图

❖ 尿布的使用方法 ❖

男、女宝宝包尿布的差异

在为新生儿包尿布时,先把尿布折成长方形,然后再用尿布把宝宝的屁股兜住,需要注意的是,男、女新儿使用尿布的包法各不相同:男宝宝的尿流方向是向上的,所以在包的时候就要在腹部处加厚一些,不过要注意不能包过脐,以防脐部被尿液浸到。而在包女宝宝时,因为尿液向下流,所以就要在腰部处加厚。然后再用一张尿布折成三角形,包在外边,从宝宝屁股后面兜过来将两边系好,不过要注意不能影响到腹部的呼吸运动,所以不能系得过紧,再把另一角向上扣好就可以了。

及时更换

使用尿布,在宝宝尿湿后要及时更换,而只要掌握好规律,就可以使得尿布的使用更为方便,一般来说,在宝宝睡醒或吃奶之后就会尿尿,因此可以在这两个时间为宝宝更换尿布。

不宜过厚

尿布不宜过厚，因为过厚的尿布会让宝宝的腿部分开得比较大，对宝宝的活动还有腿部的正常发育都有不良的影响。

不要用尿布擦屁股

有一些妈妈习惯用尿布给宝宝擦拭屁股，这点也并不可取，长期使用的尿布表面往往比较毛糙，用它为宝宝擦拭屁股，会让皮肤摩擦变红。所以在宝宝拉大便之后，应该先用纸巾或者是湿纸巾把粪便擦掉，之后再用温水把屁股清洗干净。

不宜加裹塑料布

在使用尿布时，有些人因为怕宝宝的尿液透过尿布浸渍到被子或是衣物，而在尿布外加上一层塑料布。这种做法并不可取，因为这样会让尿液不易渗出，而且不透气，不吸水，会让宝宝的屁股处于潮湿的环境，而容易发生尿布疹。

尿布的清洗

不必使用一块尿布就洗一块，平时可以预先准备一个小桶，在桶中放入适量的清水，只要有尿布换下就放到桶中，当尿布积有五六块以上之后再一起清洗，这样不但节约时间也节约水。清洗尿布时，要用婴儿专用的洗涤产品，不可以直接用肥皂或者是洗衣粉，以防这些普通用品中所含有的磷等化学成分导致婴儿皮肤过敏。

❖ 大小便的护理 ❖

大便的护理

大多数新生儿出生后12小时开始排出粪便，即胎便。出生后第一天排出的完全是胎便，颜色通常是黑绿色，呈黏糊状，没有臭味。接下来几天，粪便颜色逐渐变淡，一般在3～4天内胎便排尽，婴儿粪便转为黄色。如果婴儿出生后24小时以后不见胎便排出，应请儿科医生对宝宝进行检查，看看有无肛门、有无腹部膨隆和包块等情况，以确定是否有消化道的先天异常。

由于喂养方式的不同，宝宝的大便会有所差异。有些母乳喂养的宝宝一天大便3～4次，有些7～8次，甚至还有一天十几次，也有些宝宝2～3天才有一次大便。有些家长往往过度关注宝宝的大便，长期给宝宝服用益生菌或塞肥皂头、开塞露等强迫孩子大便，殊不知这样做对宝宝是有害而无益的。其实，只要没有"水便分离"就没有必要用药物治疗，而且理论上来讲，母乳有轻泻的作用，纯母乳宝宝是不会便秘的！母乳妈妈们只要调整好自己的饮食，就可以让宝宝的大便有所改变。

宝宝大便后一定要及时清理，不能因为怕影响宝宝睡眠而不给孩子清洗，尤其是黏稠的胎便特别容易造成宝宝的红臀，在每次更换尿布的时候也应该让屁股适当通风干燥。

小便的护理

新生儿出生后24小时内应排出小便，宝宝的小便应为黄色澄清的，没有气味。在新生儿阶段，每天小便次数在6次以上。少数新生儿的小便略带砖红色，这是由于尿酸盐沉积所致，属正常现象，一般不必特殊处理，只需增加喂奶量，过几天即可逐渐消失。

3个月内的小宝宝因为膀胱储尿功能还比较差，神经系统对排尿的控制与调节还不够强，肾脏对尿的浓缩功能相对较弱，加上饮食都属流质，所以宝宝排尿的次数可达每天十几次。家长们应每2小时检查宝宝的尿布，及时更换，防止红臀。

❖ 女宝宝的外阴护理 ❖

在胎中受母亲内分泌的影响，初生女婴外阴偶尔有白色（或带有血丝）分泌物出现，家长可以用浸透清水的棉签轻轻擦拭，不必紧张。

对于日常的一些分泌物，家长不必反复清洗。这些分泌物对宝宝脆弱的黏膜其实可以起到一些保护作用。过度清洗有害无益。

女宝宝便后为防止大便污染阴道引起感染，一定要从前向后擦，从阴道口向肛门方向擦，擦一遍换一张纸巾，切忌重复使用。

女宝宝的会阴处不能使用爽身粉，因为爽身粉的粉尘极容易从阴道口进入阴道深处，甚至内生殖器，从而导致感染。

❖ 男宝宝的生殖器护理 ❖

水温适当：水温控制在 38～40℃，以保护宝宝皮肤及阴囊不受烫伤。阴囊是男性身体温度最低的地方，最怕热，高温会伤害成熟男性睾丸中的精子。男宝宝睾丸中此时没有精子，但也必须注意防止烫伤。

切莫挤压：男宝宝的阴茎和阴囊布满神经和纤维组织，又暴露在外，十分脆弱。清洗时，家长要特别注意，不要因为紧张慌乱，挤压到宝宝的这些部位。

重点清洗：污垢很容易在宝宝阴茎根部和阴囊皮肤皱褶间积聚。在宝宝大小便后更不能疏忽，家长要仔细擦拭干净。

包皮清洗：右手拇指和食指轻轻捏着阴茎的中段，朝孩子腹壁方向轻柔地向后推包皮，让龟头和冠状沟完全露出来，用毛巾浸着温水轻轻地洗，水温不能太高，不要过度用力。洗后要注意把包皮恢复原位。

五、新生儿抚触

❖ 抚触的好处 ❖

促进新生儿消化吸收及体重的增长、促进呼吸循环功能，有助于生长发育；

刺激神经细胞发育，宝宝更聪明；

增强免疫力，宝宝少生病；

安抚宝宝的情绪；

促进正常睡眠节律的建立。

❖ 抚触前准备 ❖

环境准备：室温 26～28℃，安静、清洁，柔和的音乐有助于母婴放松。

物品准备：温和无刺激的婴儿润肤剂、毛巾、尿布、干净衣服等。

人员准备：操作者取下手表、戒指等，按手卫生要求洗净双手；在掌心倒入少许润肤剂并轻轻揉搓温暖双手。

❖ 操作步骤 ❖

1. 头面部

（1）新生儿仰卧，操作者用双手拇指指腹自额部中央向两侧推至太阳穴处。

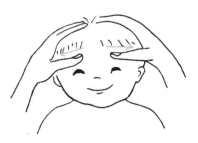

（2）双手拇指指腹自新生儿下颌中央向上推至耳前划出微笑状。

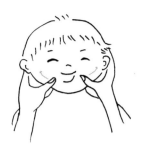

（3）用一只手的手指指腹自新生儿前额发际向后推按至耳后，另一只手帮助固定头部。

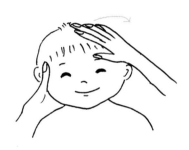

2. 胸部

双手放在新生儿两侧肋缘，用右手掌的小鱼际肌朝新生儿的右斜上方滑向其右肩，复原；左手以同样方法进行。抚触时应注意避开乳房。

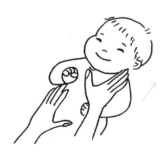

3. 腹部

右手四指指腹自新生儿右上腹滑向右下腹；自右上腹经左上腹滑向左下腹；自右下腹经右上腹，左上腹滑向左下腹。抚触过程中配合手部动作对孩子说"我爱你"，注意避开膀胱部，两手可交替进行。

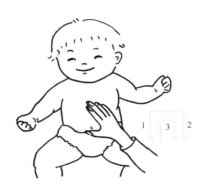

4. 上肢

（1）双手握住新生儿一侧手臂轻轻提起，自上臂至手腕轻轻挤捏和抚触。

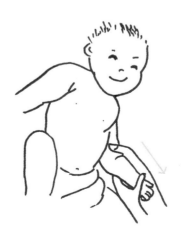

（2）用一只手的四指按摩新生儿同一侧手背，拇指从新生儿手掌心按摩至手指尖。

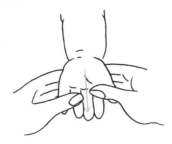

（3）同法抚触对侧上肢和手部。

5. 下肢

（1）双手握住新生儿一侧下肢，自股根部至踝部轻轻挤捏和抚触。

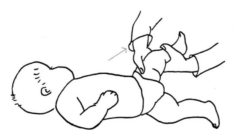

（2）用拇指从新生儿足跟经足心按摩至脚趾，对每个脚趾进行按摩。

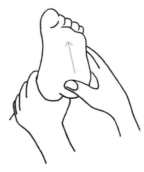

(3)同法抚触对侧下肢和足部。

6. 背部

让新生儿俯卧,操作者用四指指腹由背中线向两侧按摩,由上至下;用手掌自新生儿肩部至腰骶部按摩。

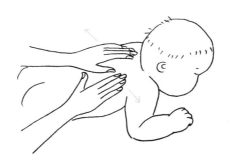

❖ **注意事项** ❖

(1)抚触的时间应选择在新生儿沐浴后、午睡或晚上睡觉前,两次喂奶之间,清醒、不疲倦、不过饱、不饥饿、不哭闹时。

(2)每日抚触1~2次,每次10~15分钟。

(3)抚触时,应动作轻柔,力度适当。

(4)抚触过程中如新生儿出现哭闹、肤色异常、呕吐等应暂停抚触,经安抚没有好转,则应完全停止抚触。

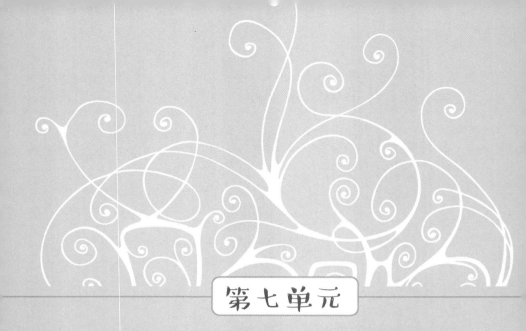

第七单元

新生儿常见生理现象与疾病护理

一、新生儿常见生理现象

❖ 呼吸浅快 ❖

新生儿呼吸频率比成人快，尤其是在夜深人静时，总觉得身边的新生儿呼吸太快，有时还时快时慢，非常不规则，这都是正常的。

新生宝宝的肺脏在不断地发育中，新陈代谢很旺盛，需氧量也相对较多，但新生宝宝肺的呼吸活动又受胸廓发育的影响，胸廓上的肋间肌肉很薄弱，肌肉的力量很弱，帮助呼吸的力度不够，为了满足自身对氧的需要，新生宝宝只能是通过表浅而多次的呼吸来满足氧的供给。

随着宝宝月龄增长，胸肌和肺的不断发育，宝宝呼吸频率会逐渐降低，呼吸逐渐变慢，幅度逐渐加深。

❖ 暂时性的体重下降 ❖

宝宝出生后会排出胎便和尿液，且通过皮肤、肺等途径丢失了许多水分，加之出生后前几天喂养不足、摄入较少等，宝宝会出现生理性体重下降。生理性体重下降出现在新生宝宝出生后第1周内，这种体重下降不会超过新生儿出生体重的8%，而且体重会随着日龄增长逐渐增加，一般7~10天就会恢复至出生体重，以后逐渐以每天30克的速度增长。如果对宝宝增长不满意，要积极查找原因，首先考虑母乳喂养不足，宝宝妈妈要坚定母乳喂养的信心，可增加宝宝的吸吮次数，纠正不正确的吸吮含接姿势，宝宝妈妈注意心理调节及睡眠休息，如确实需要添加配方奶也要坚持保证吸吮的次数，保证母乳的充分分泌。

❖ 新生儿黄疸 ❖

新生儿时期极易出现新生儿黄疸,新生儿黄疸分为生理性和病理性两种,主要是由于新生儿的胆红素水平增高引起的皮肤、黏膜及巩膜的黄染。胆红素增高主要是由于胎儿在宫内低氧环境下,血液中的红细胞生成过多,且这类红细胞多不成熟,易被破坏,胎儿出生后,红细胞破坏,造成胆红素生成过多,另一方面,新生儿肝脏功能不成熟,使胆红素代谢受限制,造成宝宝在一段时间出现黄疸。

新生儿黄疸的直观表现就是宝宝的皮肤发黄。生理性黄疸一般在宝宝出生后2~3天出现,4~5天达到高峰,一周左右消退。早产儿持续时间稍长,可1个月后消退。宝宝皮肤黄染以颜面部及前胸部较明显,手脚心均不会发黄,当出现生理性黄疸时宝宝除皮肤黄染外无其他异常临床表现。

病理性黄疸可在宝宝生后24小时内出现,皮肤黄染出现早但消退晚,可持续1个月仍不消退,或生理性黄疸消退后又再次出现黄疸,称为黄疸退而复现。病理性黄疸最严重的会进展成核黄疸也称胆红素脑病,表现为全身的黄染,甚至手脚心都会黄染,宝宝还会出现精神差、哭声弱、肌张力减退、奶量减少、吸吮无力、尖叫、抽搐、呼吸困难等异常的临床表现,不及时发现给予治疗会造成宝宝智力障碍、脑性瘫痪等严重后遗症,甚至引起死亡。

母乳性黄疸是一种特殊类型的病理性黄疸,主要出现在纯母乳喂养的宝宝。母乳性黄疸的特点是:在生理性黄疸高峰后黄疸继续加重,如继续母乳喂养,黄疸在高水平状态下继续一段时间后才缓慢下降,如停止母乳喂养48小时,黄疸会明显下降,若再次哺乳,黄疸又上升,但一定不会上升到停止母乳喂养前的水平,以后总体趋势是逐渐下降。需要注意的是母乳性黄疸的宝宝在停喂母乳期间要进行配方粉喂养,妈妈仍需按时将母乳吸出,放在一次性储奶袋内冰箱冷冻，保证乳汁充分分泌，待宝宝胆红素下降后可以继续母乳喂养。宝宝与妈妈血型不合发生溶血时也会出现黄疸，称为溶血性黄疸。溶血性黄疸是由于母亲与胎儿的血型不合引起，分为ABO溶血和Rh溶血，ABO溶血常见于宝宝妈妈的血型为O、胎儿血型为A或B，一般来说，ABO溶血发生率较低。Rh溶血发生在Rh（一）的妈妈，当宝宝妈妈血型是Rh（一）时宝宝有发生Rh溶血的风险，一般见于第二胎及之后。

当宝宝感染后会使肝细胞功能受损，从而发生黄疸，宝宝先天性胆道闭锁时也会发生黄疸，宝宝药物中毒时也会发生黄疸。

宝宝的病理性黄疸应重在预防，如妈妈在孕期尤其是孕早期就要防止弓形体及风疹病毒等各种病毒的感染；出生后做好消毒隔离工作，避免新生宝宝的感染，防止败血症的发生；新生儿出生时及时接种乙肝疫苗，出生后1小时早开奶，促进胎便排出。平时要密切观察，注意皮肤黄染的面积、程度及进展情况，注意观察宝宝的精神状态、肌张力、反应、哭声、吸吮力及奶量变化，一旦发现有病理性黄疸的迹象，应及时送医院诊治。

❖ "马牙"和"螳螂嘴" ❖

宝宝出生3～5天后，口腔内牙床上或上腭两旁有像粟米或米粒大小的球状白色颗粒，数目不一，看起来像刚刚萌出的牙齿，有的就像小马驹口中的小牙齿，所以人们把这种现象俗称为"马牙"或"板牙"。医学上叫做上皮珠。上皮珠是由上皮细胞堆积而成的。新生儿之所以出现"马牙"，是因为胚胎期牙板未完全吸收造成的，属于正常的生理现象，不会影响婴儿吃奶和乳牙的发育，一般2～3周后会逐渐消失。"马牙"不需要特殊处理，不要用布擦破马牙，或用针去挑破。宝宝口腔黏膜非常娇嫩，黏膜下血管丰富，造成破溃后极易引发感染，宝宝抵抗力弱，易发展为全身感染甚至败血症，危及宝宝生命。

宝宝吸吮或哭泣的时候，常常可以看见口腔两边颊黏膜处较明显地有药丸大小的鼓起，俗称"螳螂嘴"。其实鼓起的部分是颊部的脂肪垫，是宝宝的正常结构，每一个新生宝宝都会有，有助于宝宝的吸吮，不需要做任何处理，宝宝吸奶时要靠脂肪垫的吸力，造成口腔内负压，使乳汁易于流出。

❖ 新生女婴的"月经和白带" ❖

女宝宝出生后阴道会流出少量血性分泌物和白色分泌物，宝宝妈妈不要惊慌失措，这是由于宝宝在胎儿时期在母体内受到雌激素的影响，使新生儿的阴道上皮增生，阴道分泌物增多，甚至使子宫内膜增生。宝宝分娩出后，体内的雌激素水平下降，子宫内膜脱落，阴道就会流出少量血性分泌物和白色分泌物，血性分泌物称为假月经，白色分泌物称为白带，一般发生在宝宝出生后3～7天，可以持续1周左右。无论是假月经还是白带，都属于宝宝的正常生理现象，不需任何治疗处理。

❖ 乳房肿大 ❖

无论男宝宝还是女宝宝，在出生后几天内都可能出现乳房处结节隆起，甚至乳头还能流出乳汁一样的液体，称为乳房肿大或乳房泌乳。新生儿乳房肿大和泌乳是一种正常生理现象，无需特殊处理。

这主要是由于胎儿在母亲体内受到母血中高浓度的激素的影响，使乳腺增生造成的。宝宝出生后1～2周，体内的激素水平逐渐降低，最后全部分泌并排出体外，乳房肿大的现象也就自动消失了。

千万不要给宝宝挤乳头或挤乳汁，错误的处理可能引起乳腺组织发炎。如果乳房肿大、泌乳的同时伴有乳房处皮肤发红、肿胀，触之孩子即哭闹，就应考虑乳腺炎，要及时到医院诊治。

❖ 脱皮 ❖

新生儿脱皮多数是正常现象,这是由于宝宝娩出后,离开了母体中充满羊水的环境,外界温度、湿度发生了很大变化,宝宝皮肤受到寒冷或干燥空气的刺激会造成皮肤收缩产生脱皮;而且宝宝的皮肤发育不完善,角质层很薄易于脱落,表皮层和真皮层的基底膜发育也不够充分,使表皮和真皮结合不紧密,表皮脱落机会也会增加。妈妈日常要注意宝宝皮肤的清洁保湿,避免宝宝皮肤受损,不要过度清洁皮肤,不要强行剥脱蜕皮,注意观察宝宝皮肤脱落情况,宝宝正常的脱皮一般在半个月到1个月左右就会逐渐好转,不必担忧。但是也有些脱皮现象是某些疾病引起的,如鱼鳞病、脂溢性皮炎、湿疹、新生儿红斑狼疮等,不会逐渐呈好转趋势,这就需要去医院详细检查了。

❖ 惊跳反应 ❖

当新生宝宝突然听到大的声音、感受到强烈的灯光,或者突然受到体位改变、打开包被等刺激时双臂张开,手脚不自主的抖动,有时还会伴有啼哭。宝宝妈妈非常紧张,以为宝宝受到了惊吓,以致全家人做事都蹑手蹑脚,生怕惊吓到宝宝,其实这是"惊跳"现象,是宝宝的一种正常的生理反应,与宝宝胆子大小、是否受到惊吓无关。

惊跳现象主要是由于宝宝神经系统发育不完善造成的,是宝宝受到外界的刺激后引起的兴奋泛化。惊跳现象不会影响宝宝的智力发育,随着宝宝年龄的增长,大脑发育不断完善,这种不自主的抖动会逐渐减少,逐渐被有意识的、自主的动作所取代。所以惊跳现象不需要任何特殊处理,也不会对宝宝的未来有什么不良影响,父母们大可不必紧张。但惊跳现象与惊厥不同,宝宝发生惊厥时会出现双眼凝视,呼吸不规则并伴皮肤青紫,四肢持续性地强直或四肢呈现蹬车样动作。宝宝惊厥是神经系统疾病的表现，一定要及时就医诊治。

二、新生儿常见疾病护理

❖ 便秘 ❖

新生儿有时会发生便秘的现象，可从以下几方面调理。

（1）坚持母乳喂养，同时，妈妈饮食要清淡，少吃辛辣食物。

（2）每次哺乳时延长单侧哺乳时间，多给宝宝喝后半段脂肪含量较高的乳汁。

（3）每日为宝宝进行新生儿抚触，特别注意腹部的按摩，适当给宝宝做腹部按摩也能预防便秘的发生。

（4）混合喂养及人工喂养的新生儿，要注意配方奶粉及水的比例要严格按照说明配比；也有可能是奶粉中的棕榈油不消化引起的，可以尝试使用不添加棕榈油的小分子蛋白配方奶粉，有助于缓解排便困难和便秘。

（5）也可以给宝宝添加益生菌，调节宝宝的肠道菌群，有助于软化宝宝大便，改善排便困难和便秘。

❖ 腹泻 ❖

宝宝感染肠道病菌、护理不当、消化不良等均会引起宝宝腹泻。腹泻时宝宝的大便次数增加，性状改变。但母乳喂养的新生儿大便次数会较多，每天大便次数可以多达7～8次，甚至10～12次，质地较稀、颜色偏黄，只要宝宝精神好，吃奶正常，体重增长正常，就是正常的，要与腹泻相区别。新生儿发生腹泻，护理时应注意以下几个方面：

（1）宝宝腹泻时不要急于禁食，因为宝宝腹泻会大量丢失水分，禁食会加重脱水和酸中毒；同时进食太少，宝宝处于饥饿状态,会增加肠壁消化液的分泌,加重腹泻。

(2)日常护理宝宝过程中妈妈要注意观察并记录宝宝大便次数、性状、颜色及量的变化,大便次数多,粪质含水量增加时要注意观察宝宝有无皮肤干燥、眼窝凹陷、哭而无泪、尿少等脱水表现。

(3)在宝宝腹泻时应适当补充水分,只要宝宝想吃、能吃,精神好,就给予适当的饮食,宝宝即使腹泻次数多一些,也会逐渐好起来的。如果宝宝腹泻次数多,失水严重,已经造成脱水,只补充白开水是不行的,需要补充丢失的钾、钠、氯等,这时就要及时就医进行补液治疗了。

(4)肠道的功能恢复需要时间,腹泻好转后不要急于给宝宝补充营养,因此时宝宝的胃肠道功能还很虚弱,饮食要以清淡、适量为原则。人工喂养的宝宝,奶粉的冲调要遵循奶粉的配比要求,不要过浓或过稀,也不可加糖、果汁等调味。奶制品现配现用,温度适宜,不要过凉食用,没食用完的要倒掉,不要室温下放置过长时间,避免细菌滋生。注意严格消毒宝宝的奶具水杯、水瓶等食物。

(5)护理宝宝前后均要认真洗净双手,发现宝宝有大便次数增多、含水量多、含有泡沫、带有酸味或腐臭味,有时混有消化不良的颗粒物及黏液、蛋花汤样稀便,宝宝伴有呕吐、发热、哭闹时要及时就医。

(6)宝宝腹泻期间要注意宝宝的清洁卫生,特别加强宝宝的臀部护理,避免臀红的发生。

(7)宝宝的腹部应注意保暖,腹泻时宝宝往往因肠道痉挛引起腹痛,腹部保暖可缓解肠道痉挛,达到减轻疼痛的效果。宝宝睡觉时要盖好腹部,防止受凉。

(8)提倡母乳喂养,母乳是最符合宝宝的营养需要和消化吸收的,而且母乳中含有大量可以提高宝宝免疫力的成分,喂养时要坚持正确的喂养方法,做到按需哺乳,在夏季及宝宝生病不适时不宜断母乳。

（9）注意观察宝宝有无食用某种食品后发生特异性腹泻，若有，需就医以排除食源性、过敏性疾病。

❖ 湿疹 ❖

新生儿湿疹，通常是由遗传和环境因素共同引起的，常见于1~6个月的宝宝，这个阶段正值吃奶时期，所以又被称为奶癣。多在宝宝1~2个月出现，6个月逐渐好转，多在1~2岁痊愈。湿疹与很多因素有关，如宝宝蛋白过敏，受到洗涤剂、化妆品等化学制剂的刺激，冷热环境不良刺激，喂养不当、遗传因素、过敏体质、消化不良等都可能引起宝宝湿疹的发生。

湿疹的皮疹表现多样，多是以丘疱疹为主的多形性红斑、丘疹水疱、脱屑、裂口，甚至渗出、糜烂，并伴有皮肤瘙痒，多见于头面部，逐渐蔓延至颈、背胸及四肢，甚至全身，具有时好时坏、反复发作、冬季加重的特点。护理要点如下：

（1）日常避免使用肥皂及热水清洗宝宝湿疹患处，洗澡时用清水，保持皮肤清洁，尽量避免湿、热刺激，碱性洗涤剂及温度过高会加重湿疹的症状。

（2）保持宝宝皮肤湿润，使用植物性的保湿霜。

（3）注意观察宝宝湿疹变化，避免接触致敏物质，有过敏体质的宝宝外出时要注意防护，春季风大时尽量少让宝宝出门，花开时避免接触花粉。

（4）饮食上注意去除致敏原，因配方奶引起的湿疹，可选择深度水解的配方奶粉，母乳喂养的宝宝，妈妈要在饮食上多注意，忌食鱼腥及辛辣刺激性食物。

（5）宝宝的衣物选用纯棉质地，避免毛织物品或化纤织物，衣物经常换洗，衣物洗涤剂充分漂洗干净。

（6）勤给宝宝修剪指甲，避免宝宝因瘙痒抓挠损伤皮肤。

（7）天气炎热时，注意防晒。

（8）如果仅是红斑丘疹，无渗出时可以使用湿疹膏治疗；如果湿疹出现渗出、糜烂、感染时就要及时就医了。

（9）湿疹的治疗往往要激素加抗生素软膏联合应用，一定要坚持治疗，不要断断续续，反复的间断治疗会造成用药时间延长，过敏持续，且过敏程度逐渐增强。

❖ 痱子（热疹）❖

宝宝的自主神经发育不完善，皮肤体温调节能力弱，新陈代谢旺盛，皮肤汗腺未发育完善，如果再加上天气高温闷热，会引起宝宝汗液排泄不畅积于皮内引起汗腺周围发炎，这就是我们常说的痱子也叫热疹。

典型的痱子初期为红色小点，后出现透明小疱，破溃后脱屑，严重时可化脓，出现脓疱疹。

（1）宝宝勤洗温热水澡，沐浴后擦干皮肤，可涂适量祛痱粉，吸附皮肤多余的水分，保持皮肤干燥，宝宝出汗时及时为宝宝把汗液擦干，尤其注意皮肤皱褶部位。

（2）宝宝的居室环境保持通风凉爽，温湿度适宜，避免日晒。天气炎热时不要总抱着宝宝，宝宝睡觉时要适当变换体位，避免长时间一种体位造成散热不畅，引发痱子。

（3）宝宝的衣服要宽松，轻薄透气，纯棉质地，衣物随温度增减，不要穿太多，勤换洗，保持衣物清洁干爽，选用宝宝衣物专用的洗涤用品，漂洗彻底，减少对皮肤的刺激。

（4）如果痱子形成小脓疱，切不可用手挤压，避免破溃后继发感染，一定要及时去医院进行诊治。

❖ 鹅口疮 ❖

鹅口疮为白色念珠菌感染所致，表现为在口腔黏膜表面出现白色或灰白色乳凝块状物，常见于颊黏膜，其次是舌、齿龈、上腭，甚至蔓延到咽部。一般无全身症状，不影响进食，严重时可伴有低热、拒食、吞咽困难。

预防与护理

1. 注意观察口腔：日常需要经常观察宝宝的口腔，如果是宝宝吃奶后口腔中残留的奶液，喝水后就不再看到白色凝乳状物，而鹅口疮喝水后，仍可见白色凝乳状物，而且用棉签擦拭后，可见露出的粗糙潮红的黏膜。

2. 母乳喂养与奶具消毒：母乳喂养前，一定要清洗乳头，避免由于宝宝妈妈的乳头不清洁，而使宝宝口腔发生感染。使用过的奶具及吸奶器一定要先用新生儿专用的清洗剂清洗干净，然后使用奶具消毒锅进行消毒后再使用。

3. 用药及护理：根据医嘱可用制霉菌素研成粉末和甘油调匀，用棉棒涂擦在宝宝口腔内的黏膜上。涂药应在喂奶后进行，以免吃奶将药物冲掉，每4小时1次，每天3~4次，直到白色斑点消失后，再用1~2天。若宝宝伴有其他不适应及时就医。

❖ 咳嗽 ❖

咳嗽是宝宝呼吸道受到异物或分泌物刺激后正常的生理防御反射，是一种自行清除呼吸道黏液的办法。

（1）新生儿的咳嗽反射较差，痰液不易排出，出现咳嗽时不要给宝宝使用强力的止咳药，止咳药使咳嗽暂时停止，但痰液更加不能顺利排出。

（2）日常喂养时也要注意宝宝吞咽情况，发生憋气时及时停止喂奶，待呼吸平顺后再继续，避免引起呛奶咳嗽。

（3）宝宝咳嗽时注意观察伴随症状。普通感冒的咳嗽会伴有痰鸣音，宝宝不会气喘和呼吸急促，百日咳的咳嗽是猛烈而沙哑的阵咳，哮喘时的咳嗽常常伴有喘鸣或气急，咳嗽时间长达10天以上，晚上或是在运动后病情会加重；反流性食管炎引起的咳嗽是宝宝在进食之后出现持续的沙哑的咳嗽并伴有气喘。

臀红和尿布疹

宝宝的臀部皮肤非常薄嫩，每天要受到多次的尿便的刺激，尿布疹是宝宝新生儿期常见的皮肤问题。尿布疹是宝宝臀部的一种炎症，表现为臀红、皮肤上有红色斑点状疹子，甚至溃烂流水，宝宝会由于不适表现出哭闹不安，在天气炎热的夏季发病率更高。诱发宝宝尿布疹的原因有：尿液、粪便刺激；尿布或纸尿裤不透气或大小便后未及时更换；潮湿闷热损伤皮肤；粗糙的尿布刺激磨损皮肤；爽身粉涂抹过多，结块磨损皮肤；对衣物、尿布的清洗剂过敏；饮食不当，出现消化不良症状；大便次数增加等。

预防和治疗臀红和尿布疹最好的方法就是保持局部清洁干燥。

（1）如果宝宝皮肤较敏感就要增加换纸尿裤或尿布的次数，特别是在每次喂奶前及排便后及时更换。更换时要把臀部皮肤清洁干净，更要让宝宝的屁股透透气。

（2）在更换上新的纸尿裤或尿布前要保证臀部已经彻底干燥，而且尿布或纸尿裤不要兜得过紧，臀部皮肤正常时可薄薄地涂一层护臀霜进行隔离，减少尿便对臀部皮肤的刺激。

（3）尽量减少爽身粉的使用，因为爽身粉吸水后容易结块，刺激皮肤。尿布清洗后一定漂洗干净，再用开水烫一下，晾晒在太阳下消毒杀菌，阴天可用电熨斗烫干，不要放置在阴暗处，以免滋生细菌。不要为了怕污染床单而使用塑料布或油布等不透气材料包裹宝宝臀部。

（4）如果已经发生了臀红，白天在保暖的前提下尽量将臀部皮肤暴露于太阳下，宝宝可以采用俯卧位，头要侧向一侧，俯卧位时宝宝妈妈一定要在旁看护，避免宝宝头部活动时堵塞口鼻。俯卧时宝宝的四肢也要注意观察，避免宝宝肘、膝局部摩擦造成皮肤破损。宝宝哭闹烦躁时要及时更换体位，避免肢体局部长期压迫产生疲劳。

（5）臀红部位的皮肤清洁时注意力度要轻柔，使用湿巾时要选择不含酒精成分的宝宝用湿巾，不要用力擦拭而是轻轻蘸干。清洁后不要急于换上新尿布，一定要充分干燥，局部皮肤有破溃时不要使用护臀膏，也不要用热水清洗。

（6）如果宝宝肛门周围反复出现轻度红肿，呈规则圆形，而宝宝没有腹泻，就不是单纯的尿布疹了，这种表现称为"铜币征"，不是因为大小便的刺激引起的，而是由于过敏因素引起，这时妈妈就要细心观察下宝宝进食何种食物后症状加重、何种食物后症状会减轻，有怀疑的食物就要立即停掉观察，并可加上活性益生菌治疗，可以较快控制过敏的发展。

❖ 发热 ❖

发热是人体对于身体异常状况的一种防御反应。引起发热的病因有很多种，如宝宝抵抗力弱，感染了细菌、病毒等病原微生物会引起宝宝发热；新生儿期体温调节中枢发育不成熟，无论产热和散热功能都不完善，自我调节能力较差，体温易受周围环境温度影响，外界温度过高也会引起新生宝宝发热；宝宝汗腺组织发育也不完善，给宝宝包裹过厚会导致散热异常引起发热；新生宝宝皮下脂肪薄，体表面积相对较大，宝宝刚出生后经呼吸、皮肤蒸发以及排出大小便等方式丢失相当多的水分，而宝宝生后3～4天内母乳量相对较少，如未及时补充可造成体内水分丢失过多，导致新生儿血液浓缩而发热也称为脱水热；有时宝宝剧烈活动、精神紧张、情绪激动、进食、排便等，都可使宝宝的体温暂时升高；而且由于宝宝新陈代谢旺盛，一天之中体温也会有所波动，生理性体温波动常表现为清晨较低、白天略微上升、晚上比较高的特点。

判断宝宝是否发热的最好办法就是测量体温。新生宝宝常用的测体温方法为测腋温和测肛温。正常情况下，新生宝宝的腋下体温一般为 36～37.4℃；肛温会比腋温测量的数值高些，测量时间以 5～10 分钟为宜。

发热可分为四类：低热，37.3～38℃；中热，38.1～39℃；高热，39.1～41℃；超高热，大于 41℃。日常要注意观察宝宝的一般表现，平时经常用手摸摸宝宝的颈后部，也可以触摸宝宝的额头，观察宝宝有无脸部潮红、嘴唇干热、哭闹不安的发热表现。若宝宝体温升高，伴有精神差，皮肤灰暗发花，喂养时吸吮吞咽差，奶量明显减少，往往提示宝宝有较严重的疾病发生。

新生宝宝抵抗力弱，日常护理中要注意消毒隔离，避免新生儿感染的发生，对于感染因素引起的发热要积极治疗，避免严重的并发症。宝宝衣被根据环境温度及时调节，避免穿着过多，衣物包裹不要过多过紧。外界环境温度适宜，避免过热，室内空气要新鲜流通。观察母乳量及喂养量，可以用每天尿量或尿次和体重增长情况来评估摄入的奶量是否充足，入量不足者应增加母乳哺喂次数并酌情补液。发热时可以给予宝宝温水洗澡或擦浴，但不要使用酒精和冰袋。